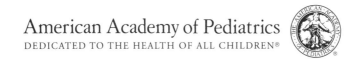

American Academy of Pediatrics

DEDICATED TO THE HEALTH OF ALL CHILDREN®

SLEEP:What Every Parent Needs to Know

美国儿科学会
睡眠手册

（美）雷切尔·Y. 穆恩(Rachel Y.Moon)　主编

崔玉涛　主译

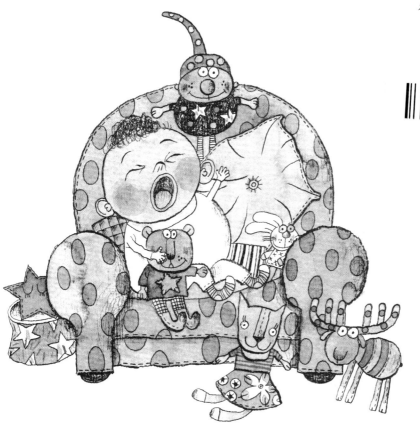

U0385230

化学工业出版社

·北 京·

声明

这本书中所包含的信息，是为了补充，而不是替代您孩子的儿科医生给出的建议。在开始任何医疗或计划之前，您应该咨询您的孩子的儿科医生，他可以与你讨论孩子的个体需求，并就孩子的症状提供治疗方案。如果您对于如何将这本书里的信息运用于您的孩子有疑问，请和您孩子的儿科医生谈谈。

本书中提到的产品仅供参考。纳入本出版物中并不意味着美国儿科学会的保证或支持。

这本书中的信息和建议对于男孩和女孩同等适用（除了注明的地方）。为了说明这一点，我们在书中将男性代词和女性代词交替使用。

本书是 SLEEP: What Every Parent Needs to Know, ©2016 by the American Academy of Pediatrics. 的翻译版本。

本译本反映的是截止到美国儿科学会原著出版时美国当代的医疗实践。美国儿科学会没有翻译过此语种。化学工业出版社在译本中添加了原著中没有出现的素材。

美国儿科学会对本译本和 / 或化学工业出版社添加的素材有关的任何错误、遗漏或其他可能出现的问题不承担责任。

本书中文简体字版由 American Academy of Pediatrics 授权化学工业出版社独家出版发行。

北京市版权局著作权合同登记号：01-2017-3226

图书在版编目（CIP）数据

美国儿科学会睡眠手册 /（美）雷切尔·Y. 穆恩（Rachel Y. Moon）主编；崔玉涛主译. —北京：化学工业出版社，2019.11

书名原文：SLEEP: What Every Parent Needs to Know

ISBN 978-7-122-32798-7

Ⅰ.①美… Ⅱ.①雷…②崔… Ⅲ.①婴幼儿 - 睡眠 - 手册 Ⅳ.① R174

中国版本图书馆 CIP 数据核字（2018）第 179559 号

责任编辑：杨晓璐　高　霞　王新辉　杨骏翼　　　　装帧设计：尹琳琳
责任校对：宋　夏　　　　　　　　　　　　　　　　中文版插图：仇春英

出版发行：化学工业出版社（北京市东城区青年湖南街 13 号　邮政编码 100011）
印　　装：中煤（北京）印务有限公司
787mm×1092mm　1/16　印张 13　字数 246 千字　　2020 年 1 月北京第 1 版第 1 次印刷

购书咨询：010-64518888　　　　　售后服务：010-64518899
网　　址：http://www.cip.com.cn
凡购买本书，如有缺损质量问题，本社销售中心负责调换。

定　　价：49.80 元　　　　　　　　　　　　　　　　　版权所有　违者必究

责任人员名单

主编

Rachel Y. Moon，医学博士，美国儿科学会会员

美国儿科学会董事会审稿人

Stuart A. Cohen，医学博士，公共卫生学硕士，美国儿科学会会员

审稿人 / 参与者

Debra Ann Babcock，医学博士，美国儿科学会会员

Clifford Bloch，医学博士，美国儿科学会会员

Nathan J. Blum，医学博士，美国儿科学会会员

Waldemar A. Carlo，医学博士，美国儿科学会会员

George J. Cohen，医学博士，美国儿科学会会员

Olanrewaju Omojokun Falusi，医学博士

Lori Beth Feldman-Winter，医学博士，公共卫生学硕士，美国儿科学会会员

Shelly Vaziri Flais，医学博士，美国儿科学会会员

Danette Swanson Glassy，医学博士，美国儿科学会会员

Melvin Bernard Heyman，医学博士，美国儿科学会会员

Peter B. Kang，医学博士，美国儿科学会会员

Paul Kaplowitz，医学博士，美国儿科学会会员

Jennifer S. Kim，医学博士，美国儿科学会会员

Jane Lynch，医学博士，美国儿科学会会员

Juan Carlos Martinez，医学博士，美国儿科学会会员，美国胸科医师学院资深会员，美国睡眠医学会专科医师

Camilla Bauman Matthews，医学博士，美国儿科学会会员

Judith Anne Owens，医学博士，美国儿科学会会员

Stephen J. Pont，医学博士，公共卫生学硕士，美国儿科学会会员

Herschel Scher，医学博士，美国儿科学会会员

Donald L. Shifrin，医学博士，美国儿科学会会员

Benjamin S. Siegel，医学博士，美国儿科学会会员

Irene Sills，医学博士，美国儿科学会会员

Mary H. Wagner，医学博士，美国儿科学会会员

Marc Weissbluth，医学博士，美国儿科学会会员

Kupper Wintergerst，医学博士，美国儿科学会会员

Manisha B. Witmans，医学博士，美国儿科学会会员，加拿大皇家内科医学院院士

整理者

Richard Trubo

中文版译者名单

主译

崔玉涛

参加翻译人员

崔玉涛　白　洁　涂绘玲　马红秋
步小塞　孔令凯　董红红　韩　静

主编的话

　　史蒂夫、萨拉和伊丽莎白，衷心感谢你们给我的一切。我的患者和患者的家属，这些年来，你们一直是我最好的老师。

到今年为止，我从事儿科临床工作已经 33 年，坚持医学科普也已 20 年了，在这么多年的临床工作和科普宣教中能深刻地体会到家长对儿童养育和疾病的认识，越来越深入、越来越广泛。现今的家长有太多的途径接触到国外各种养育方式和观点。这些观点到底是国外主流学派，还是个别人的观点？是大众宣传，还是商家广告？众多信息充实或干扰着儿童养育，实在令家长无从选择。

过去孩子来看病，基本上都是《儿科学》专著上包含的疾病，而现在医生们日常门诊遇到的越来越多的是养育相关的问题，在《儿科学》上很难找到。困扰家长的很多都是健康与疾病之间的"小问题"和"轻病症"，这些"小问题""轻病症"涉及面非常广。大多数情况下，这些非疾病性问题也会使家长焦虑，不及时弄清和解决就可能会干扰到正常儿童养育。

所以常规医院的疾病门诊越来越难以满足家长们形式多样的需求。如何让家长全面了解育儿、面对育儿问题、解决育儿困惑，成了现代儿科医生关注的课题。我们在努力开展育儿教育、研发育儿课程、编写育儿书籍的同时，应该同时借鉴国外先进、权威团体的经验，这也就是近些年我和我的团队"育学园"努力翻译一些国外养育书籍的意义所在，即此次翻译美国儿科学会书籍的初衷。

另外，我们与家长一起不断了解、探索儿童的健康世界，应该不仅仅是身体健康，更应包括心理健康。医学不仅是一门单纯的科学，更是一门综合艺术。用"科学 + 艺术"的医学思维，依据儿童生长发育特点，探求获取儿童身心健康的方法，是我们一直努力的方向。

到目前为止，美国儿科学会已经是一个拥有超过 67000 名会员的非营利性组织，这个组织成立于 1930 年，虽然最初是由 35 名儿科医生发起，但到目前，其成员的研究方向已经远不止于儿童和青少年的躯体疾病，而是致力于 0~18 岁儿童和青少年的身体、心理健康，提升其社会适应性和生活幸福指数。

此次我们育学园团队翻译了美国儿科学会组织编写的"What Every Parent Needs to Know"系列中关于营养、睡眠、如厕的三个分册，为什么独独选择这三方面的内容呢？

在我的新浪个人微博、育学园微信公众号、育学园 App 中，经常会看到父母的一些留言：

关于营养——

"我的孩子 8 个月了，在吃辅食的时候，特别喜欢用手抓，边吃边玩，吃得到处都是，经常是他一边吃家里老人一边擦，后来索性就直接喂着吃了。""孩子上幼儿园的时候自己吃饭吃得挺好的，一回家来就不好好吃饭，要不然就非让喂，不喂不吃。""孩子一到吃饭时间就各种挑剔、磨蹭，家长'戏精上身'，演节目加追着喂，一顿饭能吃一个小时。"……

上述留言大都反映了相似的问题，那就是孩子的饮食习惯如何培养，生活习惯如何养成。首先，我先问一下家长们，你们自己的饮食和生活习惯好吗？家长是孩子的榜样。家长在与孩子交流，特别是引导、纠正孩子生活习惯时，自己是否起到了榜样的作用？是否做到以身作则？是否做到身先士卒？

营养仅仅是提供孩子生长的基础吗？摄食过程既是为了摄取营养素，也应该是促进孩子正常发育的过程。吃饱到吃好，代表孩子进食后达到的不同状态。愉快积极的进食过程，并不仅仅代表孩子获取了家长提供的预期食物数量，还代表孩子愉快、积极、主动接受食物的过程。

良好的食物 = 均衡营养的食物 + 良好的进食环境和方式。

根据孩子身心现状如何挑选食物、如何烹饪是家长必修之课；如何在喂养孩子过程中，引导孩子学会咀嚼、引导孩子自行进食是家长的责任；远离全家齐上阵"欢歌载舞"，手机、pad 和电视相伴，玩具 + 恐吓并存的进食状态是家长的任务。养育身心健康的儿童需要从进食开始。

关于睡眠——

我通常会听到这样的声音：

"自从我家孩子出生之后，我就没有上过大床睡觉。"一位新手爸爸苦恼地说。

在中国我们的建议是，3岁之内的婴幼儿从出生开始就要跟家长同屋不同床，3岁之后可以考虑分屋睡觉。因为孩子从小在自己的小床上睡觉，他会养成相对比较安静的习惯，也比大床更少受到来自大人的干扰；另外，大床会让孩子觉得没有安全感，他会翻滚，翻不好就掉床下去了；再者，夫妻生完孩子之后分床睡，对夫妻感情的培养也是不利的，我们常说，夫妻关系大于亲子关系。良好的夫妻关系是孩子心理健康的基石。

此外，在《美国儿科学会睡眠手册》一书中，我们特别总结了中国家长最关心的6大睡眠问题，包括入睡困难、奶睡、频繁夜醒、抱睡、分床与分房睡、盖多盖少，并都给予了详细解答。

关于如厕——

"我家孩子穿着纸尿裤的时候习惯站着排便，现在脱了纸尿裤之后坐着就排不出来，该怎么办？""我家孩子都3岁了，还是不会自己上厕所，可急死了。""我家双胞胎，早早地给他们买好了小尿盆，也告诉他们了这是干吗用的，可是他们还是认为这是玩具。"……

在如厕这件事情上，我看到家长们都在很努力地帮助孩子，但是都忽略了一件事情，那就是排便是孩子自己的事情，家长不应该过分地干预。我们倡导的是让孩子在看和练中学习排便。首先给孩子买一个专用的小便盆，不要买那种很花哨的，也不要有音乐的，就是很简单的那种，否则会分散孩子的注意力。把小便盆放到卫生间里去，要告诉孩子这就是他排尿排便时使用的，不要一开始就让孩子误以为是一个普通的玩具。然后大人上卫生间的时候，可以让孩子在旁边。建议男孩跟着爸爸，女孩跟着妈妈。孩子模仿是天性，多看几次孩子就知道"哦，原来便盆是这个作用"。这个年龄可以是1岁以后，孩子学会走路以后，孩子要不要跟着父母做不强制。家长们总是希望给孩子设定目标，今天要达到什么状态，明天要什么状态，这种计划性是非常不尊重孩子的。孩子感觉到在纸尿裤里排尿、排便是不舒服的年龄是不完全一样的，只有孩子自己认为不舒服了才能去改变。大人只要正确地引导，孩子就一定可以学会。

所以，营养、睡眠、如厕这三件事不仅是孩子生理发展中最重要的事件，也是会对孩子心理产生重大影响的事件，更与家长心态、孩子成长环境、文化背景息息相关。我们把这3本书带到家长身边，就是希望家长了解，国外知名医疗团体的专家们如何看待孩子的营养、睡眠、如厕，与国内专家介绍的有哪些异同，不同点是理解范畴、文化的差异，还是社会环境的差异？如何学习和借鉴国外的养育理念，正是我们不断研究和实践的课题之一。

《美国儿科学会营养百科》汇总了美国儿科学会关于营养、喂养和饮食行为的科学建议。给孩子提供健康的饮食，保持积极的生活方式，这是每位父母都应该知道的营养学知识。《美国儿科学会睡眠手册》在美国的家长中非常受欢迎，这本书用通俗易懂的语言讲解了睡眠的基础和可能遭遇的睡眠问题，为孩子的具体睡眠问题提供对应的解决方法，帮助孩子建立好的睡眠习惯，让父母们更加理解孩子。《美国儿科学会如厕训练手册》认为如厕训练是孩子走向独立的第一步，父母应该用积极的心态面对孩子如厕过程中出现的各种问题。如厕训练让孩子学到的不仅仅是一种技能，更重要的是让孩子体会到实现目标的快乐，从而锻炼积极迎接挑战、获得成功的能力。

在完全尊重和翻译原著内容的基础上，我同时还将其中因为文化和习惯差异导致的中西方育儿理念和方式的不同进行了适当的解读，以期给中国父母贴切可行的建议，希望能对父母们有所帮助。

需要特别说明的是，随着科学的发展和社会的日新月异，现在看来是主流的观点，未来可能被更新。医学科学和很多社会学科共同组成了儿童养育的基础科学，家长及儿童相关工作者组成了养育大军，这样才能养育出一代一代健康的儿童。理论加实践，才能真正促进养育的进步。本次翻译的这几本书仅仅代表成书时美国儿科学会及相关专家所认可的观点，当然，也受我们翻译能力所限，书中难免存在疏漏之处，非常欢迎读者指正，在帮助我们共同进步的同时，在中国形成良好的养育环境。

再次感谢读者们的信任和支持，也希望孩子们健康成长，拥有更美好的未来。

北京崔玉涛育学园儿科诊所院长
北京崔玉涛儿童健康管理中心董事长兼首席健康官

序

欢迎阅读美国儿科学会（AAP）"父母必读系列"（*What Every Parent Needs to Know*）的最新书籍——《美国儿科学会睡眠手册》。

睡眠是父母最关心的问题，也是经常向儿科医生咨询的问题，所以 AAP 出这样一本书是非常合适的。在这本书里，父母将会了解到不同年龄和阶段的睡眠、睡眠安全、影响孩子睡眠的因素、睡眠中存在的问题和解决方法，还会了解到，随着孩子慢慢长大，睡眠将对他们产生怎样的影响。

专门研究儿童睡眠及相关的儿童健康的儿科医生对本书做了深入的审阅。在医学编辑的指导下，本书内容的收集得到众多审稿者和投稿者的帮助。但是医学时时刻刻都在发展，我们只能尽力保证本书能包含最新的研究内容。读者可以通过访问 AAP 的网站 healthychildren.org 获得这个领域的最新进展。

美国儿科学会希望这本书可以成为父母的宝贵资源和育儿指导。我们有信心，父母和孩子的照顾者会认为这本书是非常有价值的。我们建议，家长们可以将本书与儿科医生的意见合并使用，而儿科医生更可以对孩子的健康提供个性化的指导和帮助。

美国儿科学会是一个由 6 万名初级保健儿科医生、儿科专科医生和儿童外科专科医生组成的组织，致力于维护婴幼儿、儿童、青少年和年轻人的健康、安全和幸福。《美国儿科学会睡眠手册》是 AAP 正在开展的教育活动的一部分，可为父母提供儿童健康方面的大量信息。

埃罗尔·R. 奥尔登（Errol R. Alden）

医学博士，美国儿科学会会员

美国儿科学会执行董事/首席执行官

开篇

每个孩子都想睡得好，而这不是理所当然的，这应该是你经常要教孩子做的。

Part 1　儿童睡眠的基础知识

长期睡眠不足是初为父母者最想调整的事件。而那些经常睡眠不足的孩子，学习效率低下，而且还有更多的行为问题，如多动和易烦躁。在本书中，我们会给你一些实用的建议，来处理孩子的睡眠问题。

Part 2　不同年龄阶段孩子的睡眠特点

不同的孩子每日需要的睡眠时间、入睡时间、是否容易唤醒都是不同的。睡眠的时间和质量受多种因素影响，且由人体生物钟调控，所以，随着孩子的成长，其睡眠模式和节律也会随之改变。

孩子熟睡，是最让父母感到欣慰的事情之一。然而孩子在睡觉时，父母也经常感到焦虑，他们会一遍遍地想自己是否已经竭尽所能让孩子睡得安全。幸运的是，有些方法可以帮你减少孩子发生意外的概率。

第3章　婴儿期（0～1岁）的睡眠问题及策略　－　051

孩子出现睡眠问题，可能始于家长们提供了太多不必要的夜间喂养、安抚或者其他刺激。随着这些行为的持续，孩子们就会一直无休止地索求。当家长意识到自己的行为不利于孩子养成良好的睡眠习惯，并且逐渐减少对孩子的关注时，大部分孩子在短暂的过渡期后，能接受这种改变。而且他们也应该有些不被父母打扰的时间，以学习如何安抚和充实自己。

第4章　幼儿期（1～3岁）的睡眠管理　－　067

当孩子第一次睡整夜觉的时候，你可能会认为孩子的睡眠挑战已经过去了，但你很快会发现，还早着呢。

第5章　睡前常规和睡前仪式　－　082

睡前活动和其他行为，如吃饭、如厕训练一样，能让孩子掌握主动。如果孩子对常规活动做出了一个合理的改变，而你却坚持自己的方法是不合适的。你的工作是观察并把握边界，确保任何变化都是让孩子安静而不是刺激他。

第 6 章　双胞胎和多胞胎的睡眠管理　－　100

当你怀了 2 个或 3 个、甚至更多的宝宝时，出现睡眠问题的可能性将会成倍增加，应对的挑战也是如此。你可能会惊奇地发现，你的每一个孩子都有不同的气质和性情——其中一个可能比他的孪生兄弟（姐妹）睡眠好得多。对一个孩子奏效的策略，针对另一个可能就需要调整。幸运的是，你在睡眠等事情得以控制的情况下，会收获双倍的愉悦感和成就感。

第7章 学龄前儿童（3～5岁）的睡眠管理 － 110

大多数学龄前儿童（3～5岁）在晚上7～9点之间准备睡觉，如果午睡短暂或没睡，晚上可能睡得更早，他们会一直睡到早上6点半到8点。在3～4岁的时候，一些孩子的小睡会越来越少。

第8章 学龄儿童（5～12岁）的睡眠管理 － 120

白天过度困倦，在不适当的时间打呵欠、打盹儿，这是一个明显的信号，即在晚上没有得到足够的睡眠。但是，易怒、注意力不集中、健忘等行为问题也可能表明孩子有睡眠问题。一些睡眠不足的孩子被错误归类为多动。事实上，他们不间断的活动是一种对抗白天打瞌睡的方式，而这种瞌睡有可能使他们不堪重负。

第9章 青春期（13岁以上）孩子的睡眠管理 － 126

缺少充足的睡眠会影响孩子的注意力、学习成绩和运动中的执行力（受伤变多）。缺少睡眠还会使孩子清醒时的灵敏度降低。

Part 3 儿童睡眠面临的挑战

睡眠问题本身并不是一种疾病，而是生理或情感问题的外在表现。这些问题可能是暂时的，也可能是长期的。治疗潜在疾病会显著提高睡眠质量和睡眠时间。

第10章 床下有怪兽——应对睡眠恐惧 － 138

从一岁半以后开始，到两岁时逐渐消失，分离恐惧（当看不到某人时，会担心他再也不回来）是导致频繁夜醒的原因。在学龄前，生动的想象可能会导致孩子对黑暗和怪兽的恐惧，这不一定与日常生活中的经历有直接关系。

第 11 章　噩梦、夜晚恐惧和其他半夜清醒　－　150

孩子梦到什么受到很多因素的干扰，包括情感和身体的发育程度，在特定的发育阶段面临的情感矛盾，以及白天里觉得有危险性的事情。专家强调，噩梦是正常的并且必须具体情况具体分析。

第 12 章　睡眠呼吸暂停　－　163

许多婴儿最初有婴儿间断呼吸，这是一种非常不规则的呼吸方式。虽然父母因为注意到宝宝在睡觉时停止呼吸几秒而感到惊恐，但其实这是一个正常的现象。

第 13 章　过敏与睡眠问题　－　168

在美国，过敏是最常见的慢性疾病之一，它通常始于童年时期。过敏通常有家族史。过敏性疾病包括湿疹（特应性皮炎）、花粉热（过敏性鼻炎）、哮喘和食物过敏。患有过敏性疾病的孩子可能有睡眠问题。

第 14 章　头痛、腿痛、癫痫与睡眠问题　－　173

因为孩子正在长身体，所以他们比大人需要更多的睡眠。但是当孩子放松下来准备睡觉的时候，神经系统的失调会影响孩子的睡眠。

第 15 章　消化系统与睡眠问题　－　177

食物通过几个方面来影响睡眠。有些食物可以助眠；有些食物可以让人清醒；而对食物的过敏会引发一些不适，从而影响睡眠。

第16章　发育障碍、注意力缺陷多动障碍与睡眠问题

在有发育问题的孩子中，睡眠中断和睡眠障碍是特别常见的。如果家长能够更清楚地了解其中的原因和应对策略，这些睡眠问题就会大大减少。

新的征程

译者对儿童睡眠相关问题的解读

TOP1 入睡困难，宝宝超长待机

本书建议：

在出生后 4～6 周，睡眠开始固化，尤其是与白天和夜晚有关时。事实上，这时昼夜节律正在建立。在出生后前 3 个月，健康的孩子通常会建立一种睡眠习惯，即夜间睡眠时间会增加。

你可以在宝宝每次睡前几小时就开始训练，通常可从下面方法入手。

1. 从帮助孩子建立自己的睡眠 / 觉醒周期开始。你的目标是将孩子的睡眠周期和夜间重合。白天，即使宝宝在睡觉，也要让阳光进入室内，或者打开灯。

2. 白天让孩子处于正常的噪声之下。如果宝宝一直处于过度安静的环境中，他会对噪声变得非常敏感，在夜间即使非常小的声音都会惊醒他。

3. 在白天尽量让孩子保持长时间的清醒状态。如果孩子白天大部分时间都在睡觉，晚上大部分时间清醒，那么试着通过白天叫醒孩子、喂养、和孩子玩耍的方式，来扭转这种模式。

4. 当夜幕降临时，调暗光线，保持环境安静。这时应减少和孩子玩耍的时间，减少对孩子的过度关注，让孩子处于安静、黑暗的环境。孩子可能会仍然每隔 2～3 小时醒一次，但是一旦给予这种环境，孩子几周后就会有改变。

在 6～8 周的时候，应该让孩子开始学习如何自己入睡了。切记不要摇着孩子入睡，也不要让他吃着奶入睡。这时可用轻柔的声音对孩子唱歌或者说话，轻轻抚摸孩子的头，摩挲孩子的脚。当孩子困倦但还没有完全入睡的时候，将他仰面放到婴儿床上。（见本书第 28～29 页。）

译者解读

新生儿没有明确的昼夜规律，帮孩子建立合理的昼夜睡眠习惯非常重要。家长在引导过程中，要让孩子明白，睡眠是夜里的事情，白天可以多玩耍，以建立良好的昼夜规律。

首先，要为孩子创造昼夜分明的睡眠环境。在夜间睡眠时间，要尽量保证房间内安静、黑暗，最好不要开灯，夜间哺乳可以使用小夜灯。白天即使

孩子睡着了，家人也要继续正常活动，无须拉上窗帘制造暗环境，更不必刻意蹑手蹑脚。通过这样明显的睡眠环境差异，逐渐帮宝宝建立昼夜规律。

其次，父母要身体力行，和孩子一起养成健康睡眠习惯。孩子的睡眠规律通常与家长的作息规律有很大关系，如果家长半夜才睡觉，孩子也很难早早入睡。因此，家长要以身作则，做好表率。

最后，要纠正孩子昼夜颠倒的睡眠模式。如果孩子已经形成了昼夜颠倒的模式，建议首先尝试调整孩子白天的睡眠时长，在他刚刚表现出睡意时，用玩玩具、做游戏、去户外散步等方法转移注意力，适当减少白天的睡眠时间，增加夜晚睡眠时间。

需要提醒的是，一切做法都要建立在尊重孩子自然需求的基础上。也就是说，在孩子稍有困意，还有精力玩耍时，可以给他提供机会，让他多玩一会儿，不要稍有困意就哄睡。但如果孩子明显很困倦，就不能过于教条，否则强行破坏孩子生物钟的做法同样得不偿失。

／译者解读／

TOP2 不喂奶睡不着、含着奶瓶睡

本书建议：

首先，从新生儿期开始，母亲就要避免养成孩子吮吸才能入睡的习惯。因为这会让孩子形成错误的睡眠联结，在他半夜醒来后，也需要通过吮吸才能再次入睡，从而造成以后频繁夜奶的局面。

其次，如果宝宝已经形成了只有通过吮吸才能入睡的习惯，可以帮助他把自己的拇指放入口中，或者给他一个安抚奶嘴。许多宝宝在入睡时，需要含着手指寻求安慰，其他时间则不含。一半以上含拇指的宝宝会在 1 岁前停止吮吸手指。不管其他家庭成员如何讲，含着拇指或者安抚奶嘴都是正常的习惯。许多孩子最后不用任何干预都能自然停止吮吸手指或安抚奶嘴了。

为了改掉夜间喂奶的习惯，大多儿科医生建议分阶段逐渐停止夜间喂奶而不是突然完全停止。当宝宝夜间醒来的时候，等几分钟，看她是否能自己入睡。如果宝宝已经超过 6 月龄，每晚喂奶的量要逐渐降低，每次喂奶的时间要缩短，最后停止喂养。

配方奶粉喂养的宝宝，如果已经超过 6 月龄了，儿科医生建议可以将夜奶稀释。开始时可以把 1/4 的奶量变成水，之后逐渐增加稀释量，经过几晚后，把奶全部变成水。到这时，宝宝就会逐渐失去兴趣，不会夜间醒来吃奶了。不经常给宝宝喂夜奶的家长在夜间尝试逐渐减少照料孩子的次数的过程中，相比于喂夜奶的家长，孩子的哭泣可能会少些，因为这些孩子还没有形成规律的联结。

大部分情况下，这个逐渐停止夜间喂奶的过程最好在 2 周内完成。（见本书第 60 ~ 61 页。）

译者解读

对于很多婴儿来说，一旦形成了奶睡的习惯，就很容易出现频繁夜醒的情况，不仅对婴儿有影响，更重要的是母亲在夜间得不到充分的休息，也是备受煎熬。

除了本书中提到的奶睡会建立错误的睡眠联结，奶睡对牙齿也有很大的影响，口腔内老有奶汁，会滋生细菌，再者如果孩子平时也没有养成一个很好的刷牙习惯或者看牙医的习惯，就会非常容易引发龋齿。

3 个月内的小婴儿，容易发生吃着奶就睡着了的情况。在 3 个月之后，要逐渐避免出现这种情况，可以试着在宝宝睡着之前拔出奶头，让孩子自己睡。

如果是母乳喂养，孩子夜间频繁醒来，可以把母乳吸出来，稀释后喂给孩子，最后停止喂养。

TOP3 频繁夜醒

本书建议：

许多 3 ~ 4 月龄的孩子可以在夜间睡较长的时间，比如 5 ~ 6 小时。但是有一些孩子会每隔 2 小时醒来一次。作为父母不要孩子一哭或者一有声音就冲向婴儿床，要等几分钟，看孩子是否能自己入睡。但是，如果孩子哭闹是因为难受而致，或者持续哭闹时间较长，一定要去看一下孩子。

相比于奶粉喂养的宝宝，母乳喂养的宝宝开始睡整夜觉的月龄会大些，因为他们夜间需要吃奶的时间更长。在 5 ~ 6 月龄，母乳喂养的孩子在夜间能一次睡 6 ~ 7 小时。

大约在 6 ~ 7 月龄时，宝宝发育逐渐成熟，晚上如果不饿或者没有其他不舒服，可以睡 5 ~ 7 小时的整觉，并且醒来后能自己入睡。如果宝宝醒来后明显不安地哭闹，那么你需要立即去看看宝宝，温柔地安抚他，不要烦躁。当宝宝安静下来，有些困的时候，将他放回婴儿床上，道声晚安，让他自己入睡。如果宝宝在哭，给他几分钟时间让他自己安静下来。如果他的哭声没有减弱的趋势，并且你从孩子的哭声中听出孩子很难受，需要立即回去安抚孩子。

然而，在 7 ~ 12 月龄，因为分离焦虑，孩子夜间醒来的次数可能会增多。分离焦虑通常在 10 ~ 18 月龄时达到高峰，在 1 岁半到 2 岁逐渐消失。在这一阶段，宝宝常在半夜哭闹着叫爸妈。有时他们会扒着栏杆站在婴儿床上，但是不能自己躺回去。这就需要父母帮助他们躺好入睡。在这个阶段，要给孩子充满爱意的支持和互动，哄孩子的时候语言尽量简短，处理问题时要灵活，不要生搬硬套。可以咨询一下儿科医生，看看如何缩短这段时间。（见本书第 31 ~ 32 页。）

通常，造成宝宝频繁夜醒的原因包括身体不适、生活环境的变化，看护人的更换等。另外，受到惊吓或承受压力而做噩梦、夜惊或梦游等，也会导致孩子频繁夜醒，家长要根据具体情况具体应对。

要特别提醒家长的是，如果 6 个月之内的孩子的频繁哭闹要在喂奶或抱着后才能停止，就要注意排除是否存在"婴儿肠绞痛"。

一般来说，2 岁左右的孩子已经形成了规律的生活作息，这种作息一旦被打破，孩子很容易出现频繁夜醒。这种情况经常出现在父母外出一段时间回家之后。如果是有计划的外出，最好在离开前几天，告诉孩子自己要离开几天、何时会回来、离开的这段时间他由谁照顾，以免突然的变化让孩子措手不及。家长回家后，要多花时间陪伴孩子，让孩子知道父母是可以依靠的安全的港湾，这对缓解因心理压力而产生的各种问题都很有帮助。

TOP4 宝宝需要抱睡，一放就醒

本书建议：

现在你面对的挑战是帮孩子学习新的积极正向的睡眠联结。在入睡时你可以抱着宝宝，和她安静地玩耍，之后在她有睡意但还清醒的时候，把她放到婴儿床上。之后离开宝宝，并且逐渐拉长来看宝宝的间隔，每次来看宝宝的时候，可以轻轻地拍拍她，小声地说话，让她知道你在身边而安心，但不要把她抱起来。（见本书第 65 页。）

新生儿从抱着晃着睡，到逐渐抱着不晃睡，到逐渐躺着搂着睡，到摸着他睡，到他自己睡，让孩子有一个逐渐适应的过程，其实这就不难了。抱睡本身也是孩子的一种需求，模拟宫内的环境，孩子处于四肢屈曲的一个状态，神经的稳定性比较好，有安全感。一放下来，四肢打开没有支撑，就容易醒。其实，只要掌握一定的技巧，就能把睡着的孩子顺利抱上床。随着孩子月龄的增加，一放就醒的情况会慢慢消失。家长可以尝试以下方法：

第一，待孩子熟睡后再放下。成功哄睡后，不要着急把孩子放到小床上，要让他在自己怀里多睡一会儿。这时，轻拍孩子的动作不要立即停下，而要慢慢停止，直到他彻底睡熟后再轻轻放下。

第二，放下孩子的动作要轻柔。家长弯腰把熟睡的孩子放到床上时，要保持孩子的身体一直贴在自己的胸前，要注意先让孩子的背部接触床面，然

译者解读

后轻轻抽出托住屁股的手，放好双腿，再用这只手稍稍抬高孩子的头部，抽出头颈下的另一只手。

第三，放下孩子后，再多陪一会儿。可以用手轻轻按住孩子的身体或继续轻轻拍打，给她足够的安全感，3~5分钟后再缓缓将手拿开。

第四，用毯子包裹孩子。小月龄的孩子会有惊跳反射，且缺乏安全感，可以用毯子将他包裹起来，营造仍在妈妈子宫里的感觉，让孩子睡得更踏实。睡袋也能起到同样的效果。

TOP5 关于分床睡和分房睡

本书建议：

更倾向于宝宝在前6~12个月和父母睡在同一个房间里，因为分床不分房睡对孩子更安全。1岁以后，如果宝宝仍睡在父母房里，谁会更不适应？我建议父母考虑一下6个月后他们希望什么样的睡眠情况。如果想让孩子睡在自己的房间或床上，我建议他们现在就开始做准备。（见本书第10页。）

（见本书第10页。）

3岁以内的婴幼儿夜间睡觉时，提倡与家长"同房不同床"，但仍有许多家长喜欢与孩子共享一张床，且理由充足，比如亲子关系更加亲密、夜间哺乳更为方便、可以随时观察孩子睡眠情况、孩子发生任何问题都可以及时发现等。即便如此，家长与孩子同床还是存在很多隐患，比如，孩子闻到妈妈身上的奶香味可能会频繁夜醒，影响睡眠质量；父母翻身时，一不小心可能会压到熟睡的孩子；孩子与成年人近距离接触，可能增加感染传染性疾病的风险。让孩子睡小床，可以很好地避免以上问题。

3岁后，孩子能够自己上下床、表达意愿、上厕所等，就可以考虑和孩子分房睡了。分房的时间越晚，孩子睡觉时就越依赖，分开的过程也越痛苦。因此，如果家中条件允许，可以抓住孩子入园这个契机，进行分房睡训练。尝试和孩子分房睡时，要注意关注孩子的心理状态，多和孩子沟通，并适当采用一些措施，以便事半功倍。

第一，给孩子做好心理建设。借助上幼儿园的契机，给孩子做关于长大的心理建设，经常向他说："真快呀，你都长大了，可以上幼儿园了。上幼儿园的孩子可以自己睡一个房间，有自己的世界，多棒呀。"不断输入这样的信息，可以起到强化的作用。即使一开始会排斥，这种激励也会让孩子意识到自己"长大了"，生出一种自豪感，促使他有勇气面对独立的挑战。

需要提醒的是，这一时机应选在孩子上幼儿园并熟悉之后，而不应该选在刚上幼儿园分离焦虑严重时，否则可能导致孩子更加焦虑，既影响入园适

译者解读

应，也扰乱分房训练。

第二，给孩子一个具有仪式感的开端。仪式感可以促进人对一件事情的认同，激发坚持的毅力。关于分房睡，可以给孩子举办一个小仪式。可以在孩子将要独立睡的前一天，为他做一个漂亮的蛋糕，送他一件能陪他一起睡的玩具，庆祝他"新生活"即将开始。在仪式上，可以讲几句对孩子成长感到开心欣慰的话，也请孩子讲一讲，然后为孩子鼓掌加油。经过这种隆重的、具有仪式感的活动，孩子会对分房睡感到自豪。

第三，让孩子主导新房间的布置。给孩子住的房间最好由他自己主导。不管是床、衣柜，还是壁纸，选购时可以让孩子做主，讲明这是给他准备的，他有权选择自己喜欢的；布置房间时，也要征求孩子的意见，鼓励他动手参与贴纸等简单的装饰工作。参与感越强，孩子对分房睡的接受度也会越高。

第四，让孩子继续使用以前的物品。即使爸爸妈妈的房间就在隔壁，即使这个房间以前就是他的玩具房，当他独自睡在这里的时候，仍会觉得很害怕，很陌生。家长可以给孩子使用以前的物品，比如床单、被罩、枕头、玩具等，这会让他感到熟悉，消除不安全感。

第五，陪孩子入睡。与孩子分房睡，并不是一开始就让他独自一人在自己的房间里入睡。入睡前，可以陪孩子度过温馨的睡前时光，给他读绘本、讲故事，让他放松下来。事前要跟孩子商量："爸爸给你讲完这个绘本，你就睡觉好不好？晚上有什么事情可以叫爸爸。"这样的过渡是必不可少的。

第六，多和孩子沟通。开始分房睡时，家长要多跟孩子沟通，问问他："昨晚睡得怎么样？还有什么需要妈妈给你准备的？"并对他的表现给予肯定和表扬。另外，也要跟老师做好沟通，请老师帮忙观察孩子在幼儿园是否有变化。

译者解读

TOP6 孩子睡觉时盖得多还是少的问题

本书建议：

宝宝需要保暖，但不能过热，过热会增加婴儿猝死综合征的风险。因此婴儿床不能靠近加热器，因为这会非常快地加热床上用品。同时，保持室内温度凉爽舒适。如果宝宝出汗、头发湿了、面颊发红、长痱子，说明她太热了。（见本书第47页。）

译者解读

孩子新陈代谢快，比我们怕热不怕冷，所以大人觉得自己冷的时候，其实对孩子来说是正合适的。我们如何来判断呢？我们摸孩子的脖子，脖子热乎乎的，手脚偏凉，那就是正合适。如果手脚热了，那一定穿太多了。所以我们要知道孩子有自己代谢的特点，这样的话，我们才能知道怎么使孩子更舒服。

我们总觉得孩子比我们怕冷，这是一个特别错误的认识，一定要纠正过来。

开篇

每个孩子都想睡得好，而这不是理所当然的，这应该是你经常要教孩子做的。

在我的临床工作中，几乎每天都至少有一对父母提到关于孩子睡眠的问题。许多父母对此感到很沮丧，因为孩子不按照自己希望的那么做，比如：

"我两个月大的宝宝夜里仍不能睡整觉。"

"我家 3 岁宝宝不到半夜不睡觉。"

"我 7 岁的孩子看电视看到凌晨 2 点，然后早上上学起不来。"

"我家十几岁的孩子周末晚上不睡，白天睡，周一叫他起床上学很费劲。"

在问他们几分钟问题后，我通常发现一些睡眠问题其实是可以避免的。在这本书里，我们提出了改善这些睡眠问题的建议和避免这些睡眠问题的办法。当你读完这本书，相信这些总体原则会对你有所帮助。

家长可能高估了孩子的能力

我发现许多家长高估了孩子的能力，把孩子当成了成人。例如，让一个 2 岁的孩子安静地坐一个小时是不可能的事。2 岁的孩子会在屋子里跑来跑去，充满好奇心，不断问问题。这就是他们感知世界的方式。如果我碰到一个 2 岁的孩子，体检前在我和家长沟通的过程中，哪怕只有 5 ～ 10 分钟的时间，他安静地坐着，没有打断我们的谈话，我恐怕会开始担心这个孩子发育不正常。

同样地，如果一个 2 周大婴儿的父母骄傲地告诉我，他的宝宝"睡得特别好"，一次能睡 8 小时，我会很担心，因为我知道这不正常。婴儿不到 3 ～ 5 个月龄是不可能一次睡眠超过 5 ～ 6 小时的（我认为这是"睡整宿"的时间表）。一个婴儿一次睡眠时间超过 5 ～ 6 小时，不论祖父母和邻居怎么说，都不算是"好"睡眠。婴儿一般每隔 2 ～ 4 小时进食一次，一个真正的好的睡眠是在两次进食之间频繁醒来，又能自己入睡。我经常推荐父母尽可能推迟婴儿睡眠的时间，使他能够睡到早上 5 点到 6 点。这样比宝宝晚上 9:30 睡、早上 3:00 醒更容易让父母接受。我记得很多个晚上，丈夫或我在卧室里抱着孩子走来走去。尽管熬到半夜有些痛苦，但也比早上 3:00 醒来，感觉剩余的睡眠泡汤了的心情好很多。此外要记着，这是一个短暂的阶段，之后事情就会好起来。

另外，所有的孩子都会经历包括噩梦和夜惊的正常发育阶段，并且这个阶段不会一直持续。父母要有耐心，这个阶段会在几个月后过去。

让孩子长期受益，而非当时开心

所有的父母都希望孩子快乐。然而，有时短暂的快乐后可能会带来一些长期问题。

有一次，我的一个大学同学对我说："你只有在孩子开心的时候才开心。"这确实是真的。我相信，每个父母，不管是谁都希望自己的孩子开心。宝宝哭的时候，你会感到难过，所以你会经常做一些事情让他开心。然而，有时，这并不好。

我知道有些家长无法做到停止给已经超重的宝宝提供糖果、曲奇和软饮料，因为他们喜欢看到孩子吃这些食物时的笑容。然而，他们现在已经制造了一个难题，并带来长期的不良后果。同样地，我经常看到家长为了让孩子高兴，在孩子的屋子里安放电视或游戏机，或者在2岁孩子每次半夜醒来的时候，给他一瓶奶或者果汁。的确，这样做孩子会开心。但是这些方式使孩子养成了什么样的习惯或者造成了什么样的后果（比如睡眠问题或龋齿）？

作为家长，你应该考虑做什么能让孩子长期受益。**我确信每个孩子都想睡得好，而这不是理所当然的，这应该是你经常要教孩子做的。**他们不能从学校和朋友那学到这些，他们只能从父母这里学习。即使这可能会是一段痛苦的过程，我保证最后一定是值得的。

我曾经遇到过一个6个月大孩子的妈妈，她告诉我她和她的丈夫试图按照我的建议让宝宝自己入睡。他们每隔5～10分钟看一下宝宝，确保宝宝知道他们在那儿。妈妈哭泣着说："我的宝宝不再爱我了。"因为她的宝宝在她离开屋子的时候，哭得一次比一次声大。我知道这种感觉。当我教我的两个宝宝自己入睡的时候，听到他们的哭声我崩溃了。我想去安慰我的宝宝，让她高兴起来。理智让我不断对自己说："她以后会感激我的。"过了几个晚上，一切都好起来了。而且我的女儿依旧爱着我。

所以把电视从宝宝卧室里拿走，让宝宝戒掉半夜起来喝奶的习惯，他迟早会感激你的。

必须立下的规矩

你必须记住谁是成人，还有谁说了算。孩子，从天性上来说，通常是不理智的。作为成人，你必须做出理性的决定，充当老大的角色。我看到很多家庭，孩子充当了老大的角色。当然我承认，应该由孩子来决定自己什么时候进食和什么时候需要换尿布。但没有必要让孩子来决定旅行时是否坐安全座椅，和决定自己是否去上学。那是父母应该做的决定。同样地，父母应该决定孩子什么时候上床睡觉，而不是由孩子自己决定。这对父母来说通常很难，但你必须强势。孩子不会理解，也不会在乎，如果他熬夜看电视到凌晨 2 点，他会在第 2 天早上 7 点不情愿起床，而且将会在学校度过糟糕的一天。

孩子们非常聪明。但在生活中需要有规矩让他们知道什么是适当的行为，什么是不适当的行为。假设你正在教孩子自己入睡，你已经每 10 分钟进来查看和安抚孩子。在孩子哭了 45 分钟之后，你感到精疲力竭，无法忍受了。于是你抱起孩子，带到你的床上。你刚刚教了孩子什么？你只是教给他，如果他哭的时间足够长，你会进来抱起他。所以第二天晚上会发生什么？他哭的时间会更长。因为他已经知道，如果他哭的时间足够长，你最终会进来抱起他。然而，如果你能够撑住，没有把他抱到你的床上，很可能明天他哭的时间会短一些，后天晚上可能睡前只哭 5 分钟。因为他知道你不会过来抱他，他只能靠自己。这对整个家庭都是一件好事，但需要你够强大。这个游戏的名称叫"一致性"。父母或其他照顾者必须讨论和决定哪些是需要遵守的规则。如果孩子想熬夜，而父母在这件事上持不同的意见，孩子会假定宽容的那一方会胜利，而坚持不睡觉。这会导致出现一方指责另一方的局面，使事情变得更难。

关于分床和分房睡的建议

我在每次对宝宝进行检查时，总是会询问父母宝宝在哪睡觉。我更倾向于宝宝在前 6 ~ 12 个月和父母睡在同一个房间里，因为分床不分房睡眠对孩子更安全。1 岁以后，如果宝宝仍睡在父母房里，谁会更不适应？很多时候，父母是可以的，但是也希望这只是暂时的。我建议父母考虑一下 6 个月后他们希望什么样的睡眠情况。如果想让孩子睡在自己的房间或床上，我建议他们现在就开始做准备，因为做出这样的改变总是需要一些时间的。

　　同样你也不能让孩子决定这个时间。这需要由你来决定，然后教孩子如何做。如果让孩子决定什么时候放弃安抚奶嘴，这可能会一直持续到十几岁（是的，我的确看到过有十几岁的孩子晚上还在用安抚奶嘴）。同样，我也知道在家庭中，父母一方或双方不管出于什么原因，想让孩子自己睡，但这并没有发生，因为他们并没有积极促成它的发生（是的，我看到过十几岁的孩子仍旧和父母一起睡）。不管什么情况，如果孩子对分开睡感到不舒服或不高兴，或者父母一方不舒服或不高兴，大家一定要共同讨论并做出每个人都能接受的决定。

　　最后我想说，这本书的主要目标之一是提供可靠、最新和有循证依据的信息。循证意味着它是从研究中发现的，是有依据的。许多儿科睡眠专家对这本书进行审核，确保书中探讨的话题是关于儿童睡眠的重要问题，而且是有循证依据的。当然，有一些问题，还没有进行过大量的研究。对于这些问题我借鉴了睡眠专家的共识。当对某个特定话题有争议或不同意见时，我会尽量列出每一种意见的优点和缺点，并且通常会提出一种折中的方法。

　　我知道读者有很多获得信息和建议的来源——除了医生，还有亲戚、朋友、邻居、图书、杂志和互联网。其中一些信息非常矛盾，一些甚至有潜在的危险。你不能相信人们告诉你的一切，也不能相信在互联网上读到的所有东西。我希望这本书帮助你去伪存真，做出明智的决定，真正帮到你的孩子，让全家睡得更香，身心更健康，生活更快乐。

　　希望你和你的家人做个好梦。

雷切尔·Y. 穆恩（Rachel Y. Moon），医学博士，美国儿科学会会员

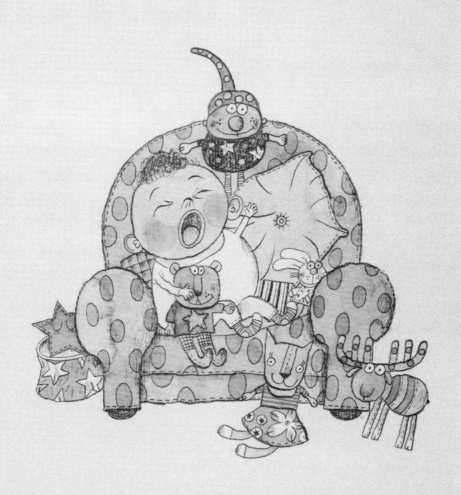

Part 1
儿童睡眠的基础知识

　　长期睡眠不足是初为父母者最想调整的事件。而那些经常睡眠不足的孩子，学习效率低下，而且还有更多的行为问题，如多动和易烦躁。在本书中，我们会给你一些实用的建议，来处理孩子的睡眠问题。

睡眠对很多新晋父母来说都是一种困扰。他们不仅担心宝宝是否有足够的睡眠（或太多），而且还担心自己睡眠不足。

尽管科学家还没有完全了解睡眠的所有功能，但睡眠的益处显而易见。晚上睡得好，我们醒来后会感到身体舒坦、精神焕发、头脑清醒。我们醒着的时候所经历的事情会随着睡眠而被整合进我们的记忆中。因为睡眠可给身体修复时间，轻微疼痛常常在睡眠中消失。

人们如果偶尔熬夜或失眠，第二天就会感觉昏昏沉沉，不舒服。那些经常睡眠不足的孩子，与休息好的孩子相比，学习效率低下，而且还有更多的行为问题。在很多情况下，过度疲劳的儿童会有多动和烦躁的表现，来对抗白天的困倦。

对于睡眠习惯不好的新生儿或婴儿的父母来说，睡眠不足可能会成为一种持续的压力来源。的确，长期睡眠不足是初为父母最需要努力调整的方面之一。

在接下来的章节中，你会找到一些实用的建议，教你如何处理常见的睡眠问题，这些问题可以帮助你和你的整个家庭晚上好好休息。首先，让我们学习一下关于睡眠的一些基本知识。

几乎所有的生物都需要睡觉，每一种生物似乎都有自己独特的睡眠模式。这些模式中，许多是对环境因素的反应进化而来的。例如，许多生物与人类相似，它们大多在夜间睡觉，因为晚上是黑暗的、安静的、相对安全的。但是夜间捕猎者，比如野猫，大多在白天睡觉，晚上很清醒，而且很活跃，因为晚上它们的猎物比较容易捕捉。还有一些生物白天和晚上会周期性地打瞌睡。

不同生物的睡眠时间也有很大的不同。例如，家猫可以每天睡 20 个小时或在较长时间的睡眠中穿插着许多短暂的小憩。鸟的睡眠中包括一种和高等动物快速动眼睡眠相关的神经活动，这种神经活动仅仅持续很短的时间。如果鸟类有完整的、长时间的快速动眼睡眠，它们会因为肌肉麻痹而从高处掉下来。和其他大多数陆地动物不同，人类的睡眠阶段是从清醒、半清醒到一种无意识的深度睡眠，通常被描述成"睡死过去了"。

睡眠模式和睡眠周期

睡眠对孩子的大脑发育至关重要，就像食物对身体发育一样重要。人类有两种基本的睡眠类型：一种是快速动眼睡眠（REM），是"活跃"的睡眠期，做梦就发生在这个时期；另一种是非快速动眼睡眠，或叫"安静"的睡眠。这两种类型的睡眠都可分为几个阶段，每一阶段都有脑电波、肌肉活动、眼部运动、心脏功能和呼吸的变化，所有这些都可以通过特殊的仪器来测量。非快速动眼睡眠和快速动眼睡眠的交替循环构成了整个夜间的睡眠。稍后我们将指出，婴儿在睡眠期间，快速动眼睡眠和非快速动眼睡眠时长基本差不多。他们的睡眠模式是：困倦，快速动眼睡眠（REM），浅睡眠，深睡眠，非常深的睡眠。2 ~ 3 个月大的时候，这种模式将会改变，在进入快速动眼睡眠前都将先进入非快速动眼睡眠阶段。

非快速动眼睡眠期——"安静"的睡眠期

以下是对成人和年龄大于 3 ~ 4 岁儿童的典型睡眠模式的总结。

1. 第一阶段

第一阶段是从困倦到睡眠的过渡阶段（最多 5 分钟）。大脑活动减缓，眼睑闭合，但眼球仍在紧闭的眼睑下慢慢活动。处于这个阶段的人很容易被唤醒。有时，一个人可能知道他在打瞌睡；而有些时候，他可能认为他只是在做白日梦而不是睡着了。

2. 第二阶段

第二阶段被称为浅睡眠，持续 10 ~ 45 分钟。

3. 第三阶段

第三阶段是最深层的睡眠状态，它的特征是脑电波和呼吸频率减缓，心率变得缓慢而规律。孩子安静地躺着，全身肌肉放松。人处于这一阶段的睡眠时很难醒来，即使醒来，通常也需要 1 分钟左右才能完全清醒过来。这一阶段可能持续 60 分钟。然后逐渐回到第二阶段，即浅睡眠阶段。

快速动眼睡眠期——"活跃"的睡眠期

这一睡眠期通常发生在分为 3 个阶段的非快速动眼睡眠期的 1 ~ 2 个完整的周期之后。快速动眼睡眠通常被认为是活跃的睡眠，做梦主要发生在这个阶段。眼球在闭着的眼睑下快速活动，呼吸和心率变得不那么规律，肌肉也更放松，惊跳现象可能会增加。第一阶段的快速动眼睡眠通常只持续几分钟；然而，随着时间的推移，快速动眼睡眠时间会延长。这就是为什么许多人在早晨做梦时醒来，可能会觉得自己整晚都在做梦。对动物和人类的研究表明，快速动眼睡眠是非常重要的，它能保持大脑活跃，让大脑形成记忆，并促进感官发展。

睡眠周期

成年人正常的睡眠是由非快速动眼睡眠 3 个阶段反复循环来标记的，然后是不同的快速动眼睡眠。每个周期的平均持续时间为 90 分钟，但这是因人而异的，甚至同一个人在不同的晚上也是不同的。例如，如果一个人连续几个晚上都没有充足的睡眠，那么他在快速动眼睡眠和非快速动眼睡眠第三阶段的时间可能比那些睡眠充足的人更长。

年龄对睡眠的影响

随着年龄的增长，人们的睡眠模式和生物钟的节律发生变化。例如，许多青少年有过入睡困难的经历，所以宁愿晚睡。这是一种被称为"睡眠时相推迟综合征"的生物现象。这不仅仅是青春期叛逆的结果，也是褪黑激素（一种激素）在青春期和青年时期分泌减少的结果。

生物钟 / 昼夜节律

睡眠是由生物钟调节的众多机体功能之一。科学家认为，人体生物钟是位于大脑中央的 2 个微小的细胞群。这个生物钟是根据特定的环境因素设定的，特别是昼夜交替。

典型的人类睡眠 / 觉醒周期只是众多节律周期中的一种，以 24 小时为周期。另外各种代谢功能、轻微的血压和体温变化及某些激素的分泌也是有昼夜节律的。这些 24 小时周期被称为昼夜节律。

这些生物或生理节律是基因构成的一部分，可帮助我们与周围的世界保持同步。人体的生物钟必须像手表一样，设定在当地时间。快速穿越多个时区的旅行者通常会经历时差反应，在这种情况下，他们的生物钟与当地时间不一致。这时身体会自动调整它的生物钟，根据穿越的时区不同，它可能需要几天的时间来完成生物钟的调整。

虽然昼夜节律是天生的，但它们需要时间来发展完善。这就是为什么婴儿有这样不稳定的睡眠 / 觉醒周期；起初，这些周期在很大程度上是受饥饿和满足感（饱腹感）的影响的。在婴儿大约 4 ~ 6 周的时候，昼夜节律开始形成，这始于激素（如生长激素和褪黑激素）调节，8 ~ 12 周，宝宝睡眠时间开始延长；这就是所谓的睡眠整合和调节。在 4 ~ 6 个月大的时候，大多数婴儿都有规律的睡眠 / 觉醒周期，它可能仍然与父母和哥哥姐姐的睡眠 / 觉醒周期不匹配，但也很好地遵循了 24 小时模式。

新生儿与婴儿的睡眠

新生儿的睡眠与成人和大孩子的睡眠大不相同。在成人型的昼夜节律形成之前，新生儿通常会每次睡 2 ~ 3 小时，然后醒来，吃东西，然后很快再次睡着。他们通常每天的睡眠时间为 16 ~ 18 小时，睡眠时间大致相同，不分昼夜。

尽管许多新生儿的睡眠周期似乎是随机且不规律的，但睡眠模式在出生之前就已开始发育。研究表明，在怀孕的第 7 ~ 9 个月，或者是胎儿发育的第 7 个月，胎儿开始有活跃的睡眠或快速动眼睡眠。大约 1 个月后，安静的睡眠或非快速动眼睡眠就会形成。在这个年龄，快速动眼睡眠和非快速动眼睡眠分别被称为"活跃的睡眠"和"安静的睡眠"。

出生后，你可以很容易地分辨出这两种类型的睡眠。在活跃的睡眠过程中，婴儿可能会动动胳膊或腿，眼球在薄薄的眼睑下面活动。呼吸可能有点不规律，她可能会微笑或用嘴做吮吸动作。和成人一样，婴儿的安静睡眠比活跃的睡眠要深，呼吸更规律，也不会动得太多，尽管她可能偶尔会惊跳或突然动一下。

与成人和大一点的儿童不同，新生儿会直接进入活跃的睡眠，这种模式一直持续到大约 3 个月大的时候。其实，最初的睡眠是活跃的睡眠和安静的睡眠各占一半，但是这一比例在大一些的孩子或成人中很快变为 25% 的活跃的睡眠和 75% 的安静的睡眠。研究人员认为，积极睡眠对大脑的发育起着重要的作用，但它的确切功能尚未可知。随着婴儿的成长，她的大脑变得更加发达，活跃的睡眠时间也越来越少。

在大约 2 个月大的时候，婴儿的睡眠模式开始发生变化。睡眠变得更加固定，例如，婴儿开始长时间的睡眠，并且夜间睡眠的倾向开始形成。然而，要记住，**没有两个婴儿是完全一样的，尤其是在睡觉这件事上。在 2 个月大时，有些宝宝可能晚上一次睡 5 ~ 6 小时，而有些宝宝每隔 2 ~ 3 小时就醒来喂一次。**一般来说，在 2 ~ 3 个月大的时候，大多数婴儿都是晚上睡的时间长，白天大部分时间醒着，这一模式持续到长大后昼夜节律再次发生改变时。

母亲对胎儿的昼夜节律进行调节

未出生的胎儿不会暴露在光线下，也没有办法告诉他们白天和黑夜的差别。尽管如此，来自母亲的信号促使胎儿遵循母亲的昼夜节律。母亲体内褪黑激素水平的上升和下降，穿过胎盘帮助调节胎儿的生物钟。这有助于婴儿出生后适应日常的节律。

尽管胎儿大部分的时间在睡觉，但他们比成人睡觉时更活跃，这也解释了为什么准妈妈不管白天黑夜都会被宝宝踢。

Part 2
不同年龄阶段孩子的睡眠特点

　　不同的孩子每日需要的睡眠时间、入睡时间、是否容易唤醒都是不同的。睡眠的时间和质量受多种因素影响，且由人体生物钟调控，所以，随着孩子的成长，其睡眠模式和节律也会随之改变。

第1章

出生后第一年：建立良好的睡眠习惯

对孩子来说什么是好的睡眠：在这个年龄段，虽然宝宝经常会在夜间醒来，但醒来后能自行入睡，就是好的睡眠。

　　孩子出生后，许多家长都做好了每晚起夜多次的准备。但是令人吃惊的是，很多人事后回想时，觉得这个阶段是非常短暂的。为了家庭着想，父母一定要帮助孩子建立良好的睡眠习惯，因为疲劳的爸爸妈妈和烦躁的宝宝可不是一个快乐的组合。正常有益的睡眠模式并不是说孩子睡眠时间多，而是能让宝宝（和整个家庭）享受丰富多彩的每一天。

新生儿期（0 ～ 28 天）：随时随地都能入睡

　　许多新手父母对于睡眠的执着是可以理解的，其实不仅仅是父母自己，还有孩子。正如一位母亲所说的："当孩子睡觉时，我会不断地查看她，以确定孩子在呼吸，并且一切正常。而当我自己想要睡会儿的时候，她反而正醒着，或者要吃奶，或者要换尿布——现在我终于懂得睡眠剥夺的真正含义了！"让孩子夜间睡个整觉对他们的父母来说，简直是一种奢望。

我的宝宝呼吸正常吗？

　　健康的婴儿每分钟呼吸 20 ～ 60 次。呼吸频率通常是不规则的，甚至有些时候，婴儿会有近 20 秒没有呼吸。这种呼吸模式在孩子 6 个月左右的时候逐渐消失。虽然这种情况非常正常，但是如果新手父母不知道的话，会被吓得"心跳停止"。如果你的宝宝停止呼吸超过 20 秒，打急救电话（120）或者联系您的儿科医生。

　　如果没有来自父母的刺激，新生儿能获得充足的睡眠。当没有被父母安抚或喂奶时，小婴儿通常处于睡眠状态。毋庸置疑的是，"孩子般的睡眠"这个词指的是新生儿与生俱来的能随时随地入睡的能力。但是现实是，在孩子出生后的前几周，父母们想睡个好觉是非常困难的。

　　从帮助新生儿入睡，到稍大一点能自己入睡是一个漫长的旅程，需要付出大量的情感和体力。许多医生认为一些新手母亲经历的长期沮丧或抑郁，至少部分是因为前几周照顾新生儿，缺少睡眠，过度疲劳导致的。随着孩子夜间睡眠时间延长，母亲的这种情绪会明显好转。在任何情况下，长期睡眠不足都是对个人耐心的挑战。在孩子不能睡整夜觉的时期，父母想出一种能让自己获得足够睡眠的方法非常重要。总之，并不是像家长想的那样，一定要有一个"容易养"的孩子。

　　孩子的睡眠/觉醒周期在出生前就开始形成了，等到胎儿足月时，60%的时间都用来睡觉或处于类似睡眠的状态。出生后前几周，婴儿通常大部分时间都在睡觉——每天睡16～20小时。但通常睡眠时间很短，每次睡1～4小时，之后醒1～2小时。对于父母来说，这时就需要调整作息时间了。

新生儿睡眠的分期

　　新生儿的睡眠模式与大一点的孩子和成人不同。对于新生儿来说，睡眠基本被均分为快速动眼睡眠期（REM）和非快速动眼睡眠期（non-REM），具体如下。

　　第一期：困倦期，此时宝宝开始入睡。

　　第二期：快速动眼睡眠（也称为积极睡眠），在这一阶段，孩子会有肢体抖动，闭着眼睛，但是眼球会动。呼吸不规则，可能会停止5～10秒，之后开始一连串的快速呼吸，达50～60次/分，持续10～15秒，之后出现规律呼吸，直到这一循环再次出现，这种情况叫作婴儿正常呼吸周期。宝宝呼吸暂停的这段时间，皮肤颜色

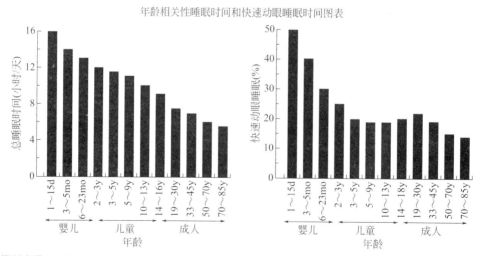

年龄相关性睡眠时间和快速动眼睡眠时间图表

资料来源：Roffwarget al. Ontogenetic development of the human sleep-dream cycle. Science. 1966; 152: 604-619.

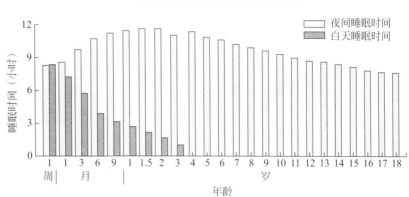

随年龄而改变的白天和夜间睡眠时间

资料来源：Howard BJ, Wong J. Sleep disorders. Pediatr Rev. 2001; 22: 327-341.

没有改变，无需担心（与呼吸暂停鉴别，请看第 12 章 "睡眠呼吸暂停"）。孩子到 6 个月左右的时候，这种呼吸周期大多消失。

第三期：浅睡眠，这一阶段孩子的呼吸变得更规律，并且睡眠加深。

第四期和第五期：深度的非快速动眼睡眠（也称为安静睡眠），肢体抖动等运动行为停止，并且睡眠逐渐加深。在这一阶段，孩子不容易叫醒。

帮助新生儿入睡的具体方法

✓ **通过轻轻摇动、让孩子吸吮手指或者吸吮奶头（仅吸吮安慰，不是喂养）让孩子感到舒适，以达到帮助孩子入睡的目的。**但是不要把孩子放到婴儿床上，自己吸奶瓶寻求安慰。因为多种液体中的糖类都会促进细菌生长，导致蛀牙，如果口中整夜有含糖的食物残余，蛀牙会更加严重。这将会导致孩子的乳牙发生严重的蛀牙，被称为奶瓶龋。即使是清水，长期含在口腔里，也可能会通过咽鼓管（一条连接鼻咽部和耳朵的细管）进入耳腔，而这会导致耳部感染。

✓ **在孩子清醒时，给予他足够的关注。**尤其是在早期，婴儿需要平静和安全感。这时候抱起孩子，对孩子发出的信号和需求给予满足不会惯坏孩子，也不会形成习惯。

✓ **注意孩子需要睡觉或者过度疲劳的信号。**早发现这些线索，你就有机会在孩子过度疲劳前帮孩子入睡。随着你对宝宝了解的加深，识别这些信号就会变得越来越容易，让宝宝入睡也变得更容易。

这些做法的基础是尽早满足孩子的需求，使他能更好地调节自己的睡眠周期和情绪。

4～6周：逐渐建立昼夜节律

快乐、轻松是可期的。在出生后 4 周的时候，大部分宝宝夜间睡眠时间会增加一些，并且傍晚时清醒时间也会延长些。**在出生后 4～6 周，睡眠开始固化，尤其是与白天和夜晚有关时。事实上，这时昼夜节律正在建立。在出生后前 3 个月，每次睡眠可持续 3～4 小时。在 3～5 月龄时，健康的孩子通常会建立一种睡眠习惯，即夜间睡眠时间会增加，为 5～6 小时，白天清醒时间更长，更有活力，白天有 3～4 次小睡。到 9 月龄时，大部分孩子能睡一整夜，或者睡 6～8 小时，这样就不会吵醒你了。9 月龄时，孩子白天最多仅需小睡 2 次。然而，在不同家庭里，情况很可能是不同的。**

✓ "蒂米已经 8 个月大了，他还是每晚会醒 2 次。每次都至少要用 1 小时才能让他再次入睡。"

✓ "每天晚上我都得花几个小时才能让肖娜在床上安静下来，这时我都要累死了。"

✓ "如果我不摇的话，凯莉是不会入睡的。我曾经试着关上门，让她自己哭累了再睡，但是听她哭了几分钟后，我忍不住了，摇着她哄了 1 小时。"

需要把宝宝叫醒喂奶吗

健康成长的婴儿通常不需要叫醒喂奶。如果您的宝宝达不到以下条件，就要和儿科医生讨论是否需要叫醒孩子喂奶。

✓ 孩子生长良好，体重稳步增加。

✓ 母乳喂养的新生儿，每天喂养 8～12 次；配方奶粉喂养的婴儿，或者大一点的婴儿，每天喂养 5～8 次。

✓ 小便正常，每日至少使用 4 个尿不湿。

✓ 每日至少 3 次大便。母乳喂养的孩子排便次数更多，并且大便更软、
更稀。

6 ~ 12 周：帮助孩子自主入睡

6 ~ 12 周大时，许多孩子很自然地开始整夜的睡眠，或者至少睡 3 ~ 4 小时。
家长需要稍微帮助一下孩子，教他们自己睡觉。这是非常重要的，因为小宝宝和大孩
子或成人一样，在每晚的睡眠中，都会有数个睡眠 / 觉醒周期。没有人能真正地"睡
一个晚上"。如果孩子在晚上能睡整觉，通常意味着孩子在半夜醒来时，知道如何安
抚自己并在数分钟内再次入睡，不会吵醒别人。孩子通过在夜间睡醒后仍被放在婴儿
床上而学会这些。

好多家长听到一点声音，立即跳起来去看孩子。然而许多时候，这些只是孩子正
常的反应，是在安抚自己。这时应该给孩子几分钟，让他自行入睡，而不是立即去哄
孩子。即使孩子开始哭号，也要过几分钟再过去。如果孩子一直哭，走到婴儿床边，
轻轻地拍拍他，看是否能安抚住孩子，让他自己接着睡。如果你需要将他抱起喂奶、
换尿布等，动作要快一点，切记不要把这些事情变成一个与孩子玩耍的过程。你要给
孩子传递一种信息，那就是这是睡眠时间，而不是玩耍时间。要在他困倦但没有完全
睡着的时候，把他放回到婴儿床上。这种方法坚持一段时间，能帮助孩子学习自己在
婴儿床上入睡。

包裹可以帮助孩子睡眠

**我 6 周大小的孩子在睡觉时，会烦躁地乱动和啜泣。她不停地打自己的
脸，然后醒来。这正常吗？我该怎么帮她更好地入睡呢？**

许多孩子在睡觉时，都有乱动或者呜咽的表现。这通常会把自己惊醒，
因为他们不能控制自己的手和胳膊。这是正常的。

在孩子能较好地控制自己的动作前（大约 2 月龄），包裹是一种安抚孩
子的好方法，就是用薄毯或较轻的婴儿毯把孩子从肩膀开始及以下的部位都
包裹起来。许多孩子被紧紧包裹后，会睡得非常好；而有些孩子则喜欢包裹

得松一点，这样手臂能自由活动。有的孩子喜欢手臂被包裹上，有的孩子则觉得把手臂放到外面更舒服。当然我们不能把孩子包裹得非常紧，这样可能会影响孩子的呼吸和髋关节的发育。当孩子控制运动的能力增强时，就可以逐渐停止包裹了。一旦宝宝满 2 月龄，就不推荐这种方法了，因为在包裹的情况下，孩子一旦翻身成俯卧位或者侧卧位，就可能翻不回仰卧位了（**注意：仰卧位是 1 岁内孩子最安全的睡眠姿势**）。所以，一定要确保包裹的孩子处于仰卧位，千万别让孩子侧卧或者俯卧睡觉。

　　包裹孩子的具体方法如图。

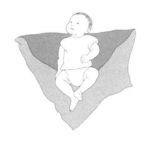 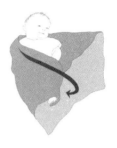

1. 将薄婴儿毯平铺成菱形，将顶端向下折到毯子的中间部位。
把宝宝仰卧位放到毯子中央，将其手臂放到身体两侧，毯子上缘刚刚高于肩膀，在头部下方。

2. 提起毯子的一个侧角，包住这一侧的肩膀，向对侧折叠，绕过孩子身体，将毯子压在孩子身体下。

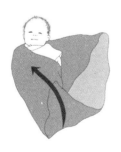 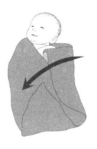 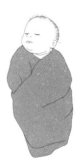

3. 将毯子的底端向上折叠。如果毯子太长，底端向上折时达到孩子面部，那就将底端再向下折叠到孩子面部以下位置。

4. 最后，将剩下的那一侧毯子包着肩膀折向对侧，把孩子身体都盖住，并且把毯子贴身压在孩子身下。

入睡仪式

即使在婴儿出生后 6 ～ 8 周，您也可以建立一个可预期的睡眠流程：洗漱，换睡衣，读几分钟图画书，轻轻地唱歌，对玩具或者卧室的图片说晚安。每晚使用相同的一系列动作作为安抚仪式，能制造帮助孩子睡眠的氛围。

3 ～ 6 个月：培养良好的睡眠习惯，形成规律作息

多数新生儿每天有 16 ～ 20 小时处于睡眠或昏昏欲睡中。部分孩子很规律地每隔 2 小时醒一次，部分孩子可能偶尔会睡 4 小时或者 6 小时的长觉。很难给新生儿制定一个严格的作息时间表，因为孩子的生物钟还没起作用。大约在 6 周大时，每天的昼夜节律才开始建立。到大约 16 周大时，许多宝宝开始适应了作息时间。他们更多地在夜间睡眠，白天清醒的时间逐渐拉长。这种规律的形成，部分归功于父母和看护者的行为暗示，就是让宝宝在白天清醒的时候多玩耍。相应地，如果孩子在晚上醒来，应该保持情绪平静，环境安静，并且在给孩子换尿布、喂奶、拍嗝后，尽快把孩子放回婴儿床或者摇篮床里。

即使宝宝变得更加精力旺盛，总是想玩耍，但至少在 6 月龄前，白天可以继续进行 2 次或 2 次以上的小睡。然后上午的小睡逐渐停止，但对于大部分孩子来说，直到幼儿期、学龄前期，下午的小睡还是存在的。如果您的宝宝在出生几周后，还是总是困倦，每天大部分时间都在睡觉，从来没有完全清醒，这时需咨询儿科医生。

对于孩子来说到底什么才是好的睡眠呢

在这个年龄段，虽然宝宝经常会在夜间醒来，但是醒来后能自行入睡，就是好的睡眠。没有孩子会在夜间完整地睡 10 个小时而不醒的。频繁夜醒是正常发育的结果，它使孩子在处于缺氧状态或者有呼吸问题时能够及时醒来。在这个年龄段，如果孩子安静地睡很长时间是不健康的。

　　的确，许多幸运的父母没有这些困扰。他们的宝宝在 3 ～ 6 月龄时很自然地进入一种快乐的日常：他们快快乐乐地入睡，几乎没有呜咽，晚上睡 5 ～ 7 小时的整觉，白天有 2 次长时间的小睡。当他们醒来的时候，充满精力并且快乐。当然，当他们烦躁或者生病的时候，父母在夜间也会很疲劳，但是这些时候仅仅是例外，宝宝很快就会恢复到正常的作息规律。

　　但对于大多数家长来说，这听起来像是一个不切实际的梦想。其实没有必要如此完美，我们尽早培养孩子良好的睡眠习惯就行了。你可以在宝宝每次睡前几小时就开始训练，通常可从下面方法入手。

　　1. 从帮助孩子建立自己的睡眠 / 觉醒周期开始。内在的生物钟从外界接收重要信号。你的目标是将孩子的睡眠周期和夜间重合。许多新手妈妈会坚持刚生产完，在医院的时候母婴同室，这样宝宝可以在晚上和妈妈一起待在一个安静、黑暗的房间，而不是待在夜间也灯火通明的育婴室。这样的情况即使只有 1 ～ 2 个晚上，也是不同的。如果不能母婴同室，那么当你带孩子回家后，应立即开始调整。白天，即使宝宝在睡觉，也要让阳光进入室内，或者打开灯。

　　2. 白天让孩子处于正常的噪声之下。你没必要轻声说话或者踮着脚尖走路。当孩子感到疲劳的时候，在正常噪声中他也会安然入睡。但是如果宝宝一直处于过度安静的环境中，他会对噪声变得非常敏感，在夜间即使非常小的声音都会惊醒他。

　　3. 在白天尽量让孩子保持长时间的清醒状态。在白天尽量多和孩子玩耍，多抱孩子，以便你更懂你的孩子。在白天，让孩子多趴着非常好，也非常重要。如果孩子白天大部分时间都在睡觉，晚上大部分时间清醒，那么试着通过白天叫醒孩子、喂养、和孩子玩耍的方式，来扭转这种模式。

　　4. 当夜幕降临时，调暗光线，保持环境安静。这时应减少和孩子玩耍的时间，减少对孩子的过度关注，让孩子处于安静、黑暗的环境。孩子可能会仍然每隔 2 ～ 3 小时醒一次，但是一旦给予这种环境，孩子几周后就会有改变。他们在白天会更加清醒、有活力，夜间睡眠时间会增加。在出生后 6 ～ 8 周，许多孩子会减少一次夜间喂奶。

　　新生儿经常吃着奶或者摇着就很快睡着了，放到床上也不会醒。但是过了新生儿期，也就是**在 6 ～ 8 周的时候，应该让孩子开始学习如何自己入睡了**。切记不要摇着孩子入睡，也不要让他吃着奶入睡。这时可用轻柔的声音对孩子唱歌或者说话，轻轻抚摸孩子的头，摩挲孩子的脚。当孩子困倦但还没有完全入睡的时候，将他仰面放到婴儿床上。刚开始的时候，放到婴儿床上时他可能会变得更加清醒、烦躁甚至哭闹。这时要拉上窗帘或者关灯，充满爱意地轻声对孩子说晚安，然后回到自己的卧室。

睡眠联结的重要性

睡眠联结对我们来说非常重要。睡眠联结就是当你入睡时，你习惯性需要借助的条件或物品，或者是在半夜醒来后，能帮你再次入睡的条件或物品。许多成人需要枕头才能入睡。比如半夜醒来，如果找不到枕头，就无法入睡，必须要找到枕头，并且把枕头放到习惯的位置，才能入睡。

婴儿和儿童也需要睡眠联结。以下是一些常见的睡眠联结：

- ✓ 需要摇着入睡；
- ✓ 吮吸安抚奶嘴或者手指；
- ✓ 吸着奶头入睡；
- ✓ 含着奶瓶入睡；
- ✓ 睡觉时需要开着电视。

正如你所看到的，半夜孩子醒来的时候，部分睡眠联结会导致一些问题。比如，如果宝宝需要摇着入睡，那么，半夜醒来时没人摇他的话，他就不能入睡。

让孩子们建立一个简单的睡眠联结，在半夜醒来后，自己能重新入睡是非常重要的。因此，我们建议，在婴儿昏昏欲睡但还没睡着的时候，将他放到婴儿床上。以此建立一个积极的睡眠联结，让孩子一躺在婴儿床上就知道要睡觉了。

6 ~ 12 个月：开始睡长觉

6 月龄时，宝宝每天能睡 13 ~ 15 小时，60% ~ 70% 的睡眠时间在夜间。对于一些幸运的父母，宝宝偶尔会一次就睡这么久。在这个年龄段，他们在玩耍时间是完全清醒的，充满活力，而在"高强度"的活动后，他们会睡得很好。在 6 ~ 10 月龄时，宝宝往往想自己扒着家具或者婴儿床的护栏站起来。经过这种需要耗费巨大体力和注意力的活动，或者其他复杂活动（比如翻身、使劲儿够东西、努力爬行）后，他们通常会很疲劳，晚上会睡个长觉。但是要知道，没有完全相同的两个宝宝，尤其是在建立睡眠／觉醒周期上。一些宝宝在 6 周龄的时候晚上就能睡 5 ~ 7 小时，而一些宝宝直到 6 月龄的时候才会睡这么久。

如果宝宝在 6 月龄的时候，还是频繁规律地夜醒，就需要带孩子去看儿科医生，看看孩子有无异常。除此之外，儿科医生还能对如何让宝宝在夜间多睡些时间给建议。

移情物品 = 解压物

8 ~ 15 月龄宝宝开始依恋移情物品、儿童玩具毯、玩具，有时会是些不常见的物品，而这些能帮助他们完成从过度依赖到自立的过渡。拥有一件舒服的、熟悉的移情物品，能让宝宝在陌生的地方就像在家里一样，在离开你的时候安心不焦虑，在他们生气的时候还能起到安抚作用，并且可使他们放松入睡。给孩子在婴儿床上放一个小玩具毯，或者一个非常小的柔软的玩具当作移情物品，作为入睡仪式的一部分，是非常好的主意。然而，为了预防意外窒息的发生，一些比较柔软的移情物品，比如枕头、大毛毯、垫子、填充玩具等物品不能放到孩子的婴儿床内，除非孩子已经超过 1 岁了。

对于许多孩子而言，安抚奶嘴是最受欢迎的移情物品，尤其是在 6 月龄之前。美国儿科学会建议，在 6 ~ 12 月龄，孩子母乳喂养已经牢固建立后，睡觉时可以给孩子使用安抚奶嘴。安抚奶嘴不仅能充当移情物品，还可以降低婴儿猝死综合征的发生。一些人担心安抚奶嘴会增加儿童耳道感染的发病率，但是在 6 ~ 12 月龄前通常不会发生。语言功能在 6 月龄时开始发展，而宝宝一直衔着安抚奶嘴会影响其语言的发展，他们比不吃安抚奶嘴的孩子说话少，因此一些儿科医生建议在这段时候要限制孩子睡眠时使用安抚奶嘴，或者开始试着停用安抚奶嘴。

如果孩子在白天一刻都不能离开移情物品，这时你就需要多准备一个，以便能换着清洗一下。移情物品是孩子们的解压物，当他们能更加成熟地对待生活中的挑战的时候，就会逐渐放弃这些物品。

夜醒

3 ～ 4 月龄

许多 3 ～ 4 月龄的孩子可以在夜间睡较长的时间，比如 5 ～ 6 小时。但是有一些孩子会每隔 2 小时醒来一次。作为父母，不要孩子一哭或者一有声音就冲向婴儿床，要等几分钟，看孩子是否能自己入睡。但是，如果孩子哭闹是因为难受而致，或者持续哭闹时间较长，一定要去看一下孩子。

夜间尽量避免开灯，检查一下他是否需要换尿布，如果需要的话，换尿布的时候，不要把孩子抱起来。当孩子安静下来后，对孩子轻柔地说晚安，离开孩子的房间。一个学会了自己入睡的孩子，几分钟就会打起瞌睡。

4 ～ 5 月龄

相比于奶粉喂养的宝宝，母乳喂养的宝宝开始睡整夜觉的月龄会大些，因为他们夜间需要吃奶的时间更长。但是，我们要知道母乳喂养对孩子健康是非常有利的，比如出生后第一年，母乳喂养能增强孩子的免疫力，降低婴儿猝死综合征的发病率。在 5 ～ 6 月龄，母乳喂养的孩子在夜间能一次睡 6 ～ 7 小时。

早产儿通常需要更长的时间才能在夜间睡整觉。通常，早产儿提前出生了几周，就需要额外的几周时间才能开始夜间睡整觉。比如，如果一个孩子早产了 6 周，那么他需要多 6 ～ 7 周时间，才能学会夜间睡整觉。虽然早产儿需要花更多的时间才能完成这个目标，但作为父母仍然需要帮助孩子建立良好的睡眠习惯，那就是在孩子仍然清醒的时候把他仰面放到婴儿床上，让他自己学习入睡。

6 ~ 7 月龄

　　大约在 6 ~ 7 月龄时，宝宝发育逐渐成熟，晚上如果不饿或者没有其他不舒服，可以睡 5 ~ 7 小时的整觉，并且醒来后能自己入睡。

　　如果宝宝醒来后明显不安地哭闹，那么你需要立即去看看宝宝，温柔地安抚他，不要烦躁。当宝宝安静下来、有些困的时候，将他放回婴儿床上，道声晚安，让他自己入睡。如果宝宝在哭，给他几分钟时间让他自己安静下来。如果他的哭声没有减弱的趋势，并且你从孩子的哭声中听出孩子很难受，需要立即回去安抚孩子。这可能是他第一次感受到分离焦虑，需要确定你就在附近。晚上需保持室内环境较暗，轻轻地拍拍或者抚摸孩子，如果可能的话，尽量不要抱起孩子。当孩子安静下来后，回到你自己的房间。如果有必要的话，可以重复这个过程，直到孩子睡着，但两次安抚孩子的间隔时间要逐渐拉长，只要最长不超过 10 分钟就行了。

7 ~ 12 月龄

　　然而，在 7 ~ 12 月龄，因为分离焦虑，孩子夜间醒来的次数可能会增多。这一阶段，孩子在陌生人靠近的时候可能会紧张或者害怕，而之前孩子面对陌生人时，可能是非常外向和友好的。他们甚至在看到家庭成员或者照料者时都会不安，尤其是他们突然接近的时候。与此同时，当你离开他时，或者让别人抱他的时候，他会特别黏你。如果他发现自己处于陌生环境中，他显得不安，并且期待你去安慰他。这就是分离焦虑，是孩子情感发育过程中一个正常的阶段。这意味着你的宝宝开始知道他是独立的个体了，同时也知道你也是一个独立的个体。

　　分离焦虑通常在 10 ~ 18 月龄时达到高峰，在 1 岁半到 2 岁逐渐消失。在这一阶段，宝宝常在半夜哭闹着叫爸妈。有时他们会扒着栏杆站在婴儿床上，但是不能自己躺回去。这就需要父母帮助他们躺好入睡。在这个阶段，要给孩子充满爱意的支持和互动，哄孩子的时候语言尽量简短，处理问题时要灵活，不要生搬硬套。可以咨询一下儿科医生，看看如何缩短这段时间。

导致夜醒时间延长的原因

当孩子的发育达到一定水平时，他们在夜间总是醒着。同时，白天的时候，他们看起来也不耐烦、急躁易怒。这好像是宝宝非常渴望掌握一种新技能，比如站起来、自己走路，他们不停地做这些动作，一点都不会被吃饭、穿衣、睡觉等日常活动所干扰。

例如，在婴儿床里，刚学会站立的宝宝还不懂如何坐下。那么像这样的事情，就会导致夜醒时间延长。她会一遍又一遍地叫自己的父母帮她坐下，只是为了重复站立这一动作，直到她自己不经意地摔倒在床垫上。你可以轻轻地扶住宝宝，稍微用力按其膝盖后面，使膝关节向前弯曲，教她怎么坐下来。可在白天反复练习这个动作。宝宝可能会非常快地掌握这个要领。之后她就能轻松地自行入睡，或者进入下一个发育阶段，比如说发出新的声音，开始准备走路。

为什么会哭

通常，新生儿和小婴儿每天会哭 2.5 ~ 3 小时。孩子啼哭是正常的，家长想不让孩子哭也是正常的。但是，我们需要知道的是，**哭是孩子和外界交流的主要方式，并不是所有的哭都意味着饥饿或者难受**。通常孩子会因为饥饿、疼痛、需要换尿布而啼哭，但有时他们也会因为无聊、过度刺激、气恼，或单纯需要关注而啼哭。一般家长很快就能知道孩子因为什么而哭，并且做出正确的反应。

但肠绞痛就是另外一回事了。毋庸置疑，肠绞痛导致的啼哭是最让人沮丧和无奈的。因为这种啼哭是家长安抚不了的。肠绞痛引发的啼哭大多在固定时间发生，通常在下午或者黄昏时发生，一次持续 3 小时或更长。孩子可能会放屁，如果感到疼痛的话，可能会蜷着腿。几个小时的哭号之后，孩子突然停止哭闹，之后进入安静的睡眠。然而到了那个时候，家长会心烦意乱，焦虑不安。

通常儿科医生也找不到孩子啼哭的原因。有许多理论提出了可导致肠绞痛的原因，比如过敏、肠道系统发育不成熟、过度刺激等，但是均没有被证实。看起来，可能是多种因素综合导致肠绞痛。一些专家认为，在一些特定的孩子中，肠绞痛可能是正常行为的变异。一般的孩子一天中会哭 2.5 ～ 3 小时，但是肠绞痛的孩子可能一次就哭这么长时间。无论如何，1/5 的孩子会有肠绞痛，让父母感到安慰的是，肠绞痛的发生很少会超过 4 ～ 5 月龄。

在分离焦虑期，宝宝会对之前已经习以为常的物品或者环境感到恐惧。例如，他们会因为怕黑而导致夜醒问题更加复杂，或者会害怕响声或暴风雨，其实一盏夜灯就会减轻孩子对黑暗的恐惧。虽然这时你可能需要经常进入孩子的卧室轻声安抚他或轻抚其背部，但也有些时候，当你稍大声说话让他知道你就在隔壁或就要过来安抚他的时候，他就能自行入睡。

父母会把个人感情投射给哭闹的宝宝

心理学家研究了数千例婴儿的行为后，警告父母不要过度干预婴儿哭泣。大一点儿的婴儿能表达自己的感受，但是父母经常不懂婴儿为什么哭，因此，可能会按照自己的心情和关注点解读孩子的哭声，而不是基于孩子自己的需求。婴儿被放到婴儿床后的哭泣可能就是想发泄一下。她哭并不是在说"我孤独"或者"你为什么残忍地离开我"，也不是说"你会永远听到我的哭声"。这时父母应该控制住立即冲到婴儿床边安抚她的冲动。孩子可能就是想在睡觉前喊两嗓子。

睡眠和生长激素

生长依赖于多种激素的相互作用，其中最主要的，是由脑垂体分泌的生长激素。虽然生长激素是全天分泌的，但是夜间睡觉的时候生长激素在血液中的浓度最高。所以孩子们需要足够的睡眠时间，从而健康生长，任何年龄段的孩子需要的睡眠时间都比成人多。婴儿期和青春期是人类的两次生长高峰，这时他们需要更多的睡眠时间。当然，这也不是说如果一个孩子睡眠时间比同龄孩子少，他就会发育不良，或者睡的时间长就长得高。孩子的身高由遗传基因调控。重要的是，每个孩子都需要睡足够的时间，以便保持让人满意的生长速度，并充满活力。

找出最适合自己和孩子的睡眠规则

成人的睡眠同等重要

当宝宝开始睡整夜觉，而你还在频繁夜醒的时候，不要感到沮丧。因为你的身体也需要时间调整，恢复以前的睡眠模式。然而，如果在宝宝进入这个阶段前您就出现了睡眠问题，那么这个问题可能会重现或者一直存在。

缺少睡眠会影响我们的各个方面，至少会影响我们作为父母的职能。睡眠充足，我们会变得更快乐，减轻焦虑和抑郁；记忆力更好，工作更顺利。睡眠不足而致的疲劳是车祸最主要的原因。

成人每晚平均需要8小时睡眠。一部分人大约睡7小时，另外一部分人睡9～10小时后精力充沛。如果睡眠时间小于7小时，通常会有睡眠剥夺的表现，人看起来非常疲劳，白天总是昏昏欲睡。实验证明，睡眠剥夺与休息充分的睡眠模式是不同的。

睡眠对人生各个阶段都很重要，不仅仅是对孩子重要。如果有需要处理的事情，需要占用睡眠时间，那么尽量把最重要、最紧急的事情处理完，其他的放到不占用休息的时间进行。或者您可以把一些家庭琐事交给小时工去做，或者让家里大一点儿的孩子接手这些琐事，给孩子一些报酬。如果小睡能让你精力充沛（一些人小睡后更加疲劳无力），那么结合宝宝的作息表，把小睡固定在某一时间。母乳喂养的妈妈发现宝宝睡觉后，自己非常容易小睡，因为哺乳过程中分泌的激素让人犯困。一定要注意，这些小睡不能影响你的夜间睡眠。但是如果你经常出现夜间入睡困难或者睡眠／觉醒周期不规律，则小睡可能不适合你。

制定一个规律的作息时间表，即使在周末也这么做。要知道周末睡懒觉，并不能补充工作时间造成的睡眠不足。如果咖啡让你一直睡不着，那就不要喝咖啡了；也不要喝酒，因为喝酒让你刚开始的时候觉得困倦，但到了晚上却睡不着。想要解决睡眠问题，要多咨询医生。

　　一些经常使用的药物可能会影响睡眠质量和时间。比如抗抑郁药、抗组胺药、减充血药、止咳药和感冒药。许多女性惊奇地发现，当她们停用口服避孕药，改用其他方式避孕时，睡眠问题就消失了。即使是助睡眠药物、肌松药、镇静药也可能导致睡眠问题。尽管有些处方药物本不是用来治疗睡眠问题的，但是身体最终对这些药物产生依赖，如果不用这些药物就睡不着。另外不要使用非处方的助眠药，因为可能出现反跳现象，使睡眠问题更加严重。

　　睡眠专家警告，任何影响神经系统的药物都可能对睡眠产生影响。比如尼古丁是一种兴奋药物，即使你不抽烟，但是如果在社交场合闻到他人的烟味，也可能会让你很难入睡，并且第二天早晨你会因休息不好而觉得不舒服。

　　焦虑和抑郁通常以两种方式干扰睡眠。一种方式是，在抑郁或焦虑状态下，人很难入睡，或者突然惊醒，一直睁着眼睛直到天亮。另一种方式是，焦虑的人睡眠不足，白天感觉筋疲力尽，晚上会因为睡眠不足而更加焦虑。尽管情绪不安的时候通常会导致失眠，但是抑郁也可以让一个人睡得比平时更久，但醒来时仍感觉昏昏欲睡，很疲劳，而且仍觉得抑郁。

　　如果你患有影响睡眠的机体疾病或者情绪问题，或者即使没有任何问题，但是仍睡不好，不妨咨询一下医生，他可能会建议您进行行为和生活方式的评估，一旦明确您有睡眠问题，他会请专科医生对你进行会诊和治疗。

转向"婴儿时间"

　　在孩子出生的最初几个月，妈妈要尽可能遵循"婴儿时间"。当你困的时候，就小睡一会儿，就不要想着能睡一整夜了。节省你的能量，享受和新生宝宝在一起的时间，并慢慢读懂您的宝宝。

　　如果有人帮你洗衣服、做家务和处理其他日常琐事，那你是非常幸运的。如果没有的话，那你也许需要和社区的其他新手父母合作，互相照顾孩子、购买食物、做家务。通过这种方式，每位参与合作的妈妈能每周有2～3次较长的不被打扰的时间，可用来小睡一下或者处理琐事。

坚持好的睡眠常规，共享美好夜间睡眠

孩子的学习速度非常快，尤其是父母回应他们的需求时。当然，你需要留意孩子对饮食、换尿布、关注等需求。并且你应该花时间拥抱这个如此了不起的孩子，享受了解他的过程。家长必须帮助孩子建立良好的睡眠习惯，这也是他们学会自律和自立的前提。当然这需要固定的睡前常规，并设定固定的就寝时间（具体见第 5 章）。

但也要记住没有一个规则是可用于所有人的，依常理判断是非常重要的。找出对你和孩子来说最好的方式，坚持下去。如果孩子在出牙期或者感冒了，你可能需要改变一下原来的作息时间，等度过这个时期再恢复。孩子生病后，需要更多的拥抱、照顾和关注，直到孩子恢复正常，再恢复之前的睡眠习惯。通过这种方式，整个家庭都能享受美好的夜间睡眠。

常见问题与解答／

问：我儿子现在 17 周大了，可按照矫正胎龄，他只有 8 周大。只有在极少数的情况下他能睡整晚，并且睡眠模式不规律。这会很快变好吗？

答：相比于足月儿，早产儿在夜间醒来的次数比较多，至少在生后前几个月是这样的。夜醒、睡眠较轻，是早产儿生存和发展的保护机制之一。早产儿控制呼吸和循环系统的神经系统发育还不是很成熟，这就使得孩子很容易被叫醒喂奶。早产儿夜间睡眠，更多时间处于快速眼动睡眠期，儿童发育专家认为这种方式有助于孩子大脑正常发育。如果宝宝是早产儿的话，你要做好在以后几个月孩子频繁夜醒的准备，但最终孩子的睡眠会逐渐规律起来。

问：我姐姐的孩子是奶粉喂养的，在他 3 月龄时就能睡整夜觉了。我的宝宝是母乳喂养的，现在 2 个月大，夜间仍要喂 2 ~ 3 次。我姐姐说母乳喂养的孩子相比于奶粉喂养的孩子，睡整夜觉的时间更晚，这是真的吗？

答：母乳喂养的宝宝，开始的时候，夜间醒来吃奶的次数多，白天喂奶的次数也多，他们的睡眠模式（入睡、睡着、总睡眠时间）在婴儿期后期稳定下来，并且到 6 月龄的时候，其睡眠模式和非母乳喂养的孩子是一样的。

然而，相比于奶粉喂养，母乳喂养的孩子通常喂养次数更多，包括晚上。许多专家认为这是因为母乳比奶粉更容易消化。一顿母乳 2 ~ 3 小时就消化了，孩子则需要再次喂奶。另外，如果母乳喂养的宝宝是吃着奶睡觉的，那么，当他们夜间醒来的时候，如果不喂的话，再次入睡就比较难了。为了让宝宝开始睡整夜觉，家长应该改变夜间对孩子的回应方式。孩子第一次发出声音、哭闹的时候，不要着急去安抚，等几分钟，看孩子是否能自己再次入睡。另外不要让孩子吃着奶睡觉。相反，应在孩子困倦但仍然清醒的时候，将他放到婴儿床上，让他自己入睡。任何与母乳喂养有关的睡眠困难问题都会随着时间推移而得到解决，尤其是您解决了睡眠联结的麻烦时。

问：我的宝宝 3 个月大了，每晚至少会醒 1 ~ 2 次。我妈妈坚持认为如果每晚给孩子一次米粉就能解决这个问题。但是儿科医师说还要等等，谁说的对呢？

答：答案是遵从儿科医师的建议。美国儿科学会推荐 6 月龄时再给孩子添加辅食。添加辅食和睡整夜觉之间没有任何关联。许多孩子在添加辅食前就能睡整夜觉，但有些孩子，即使白天吃了辅食，夜间还会醒来吃奶。在 3 月龄的时候，孩子需要母乳或者奶粉提供更多的能量和营养。

美国儿科学会推荐，孩子在出生后前 6 个月只喂母乳，至少母乳喂养 12 个月，如果家长和孩子需要的话，可以继续喂。

问：我 8 个月大的孩子，他会累得坐在婴儿床上就睡着了。怎么能让他睡觉之前先躺下来呢？

答：其实你无需强迫孩子躺下来。他现在已经有足够的运动控制能力，当自己倒在垫子上的时候，他能找到舒服的位置，安稳地睡下去。

问：我 9 个月的孩子之前能睡整夜，但是后来，没有任何原因的，他突然间就在半夜醒来。看着不是出牙导致的不舒服，他的生长发育也正常。那是什么原因导致的呢？

答：在出生后第一年，夜醒会没有任何原因地反反复复。只要孩子非常健康，喂养良好，感觉非常舒服（卧室不冷也不热，尿不湿干爽），那么夜醒就仅仅是其发育阶段的正常表现。可能是因为这时宝宝正在经历分离焦虑这个正常阶段，他们害怕失去照料他们的人，对不熟悉的面孔有些提防。在这个阶段，婴幼儿每晚会醒一次或多次，甚至只黏父母中的一个人。

当宝宝哭泣的时候，给他几分钟时间让他自己安静下来。如果宝宝一直在哭，那么不要打开灯，检查一下宝宝是否一切正常，如果一切正常，那么轻轻地拍拍宝宝来安慰他，但是不要抱起来。当他们安静下来时，尽快离开他们的房间。白天时，和他们玩各种各样的躲猫猫游戏，让他们知道你会回来。

第2章

0～1岁孩子睡眠安全

孩子熟睡，是最让父母感到欣慰的事情之一。然而孩子在睡觉时，父母也经常感到焦虑，他们会一遍遍地想自己是否已经竭尽所能让孩子睡得安全。幸运的是，有些方法可以帮你减少孩子发生意外的概率。

很少有比看到宝宝熟睡更让父母感到欣慰的事情。然而宝宝在睡觉时，父母也经常感到焦虑。可能有个词经常在你脑海中出现，那就是婴儿猝死综合征，简称为SIDS，这让很多父母一遍遍地想他们是否已经竭尽所能让宝宝睡得安全。虽然目前婴儿猝死综合征的发病率已经大幅下降，但是在美国，婴儿猝死综合征依然是婴儿（大于28天小于1岁的宝宝）死亡的首要原因。另外，一些突然死亡，比如窒息、被勒住脖子等，也会在孩子的睡眠中发生。

幸运的是，有些方法可以帮你减少宝宝发生婴儿猝死综合征和其他与睡眠环境相关的潜在问题的风险。其实每位照料宝宝的人都应该熟知睡眠安全指南。

婴儿猝死综合征

仰卧睡姿可显著降低婴儿猝死综合征发生率

婴儿猝死综合征是指1岁以内婴儿原因不明的突然死亡。关于婴儿猝死综合征的原因，可能有感染、牛奶蛋白过敏、床铺太软、填充玩具等。但是，目前没有证据表明上述单一原因可以导致婴儿猝死综合征，最大的可能性是多种因素共同作用导致婴儿猝死综合征。大约30年前，包括美国在内的多个国家的儿科医生发现，如果不让宝宝侧卧睡姿或者趴着睡的话，婴儿猝死综合征的死亡人数减少近一半。因此，从1992年推荐宝宝仰卧睡姿后，婴儿猝死综合征导致的死亡人数从每年的5000例降至不足2500例。

在托儿所的睡眠

占总数15%～20%的婴儿猝死综合征发生在托儿所内，这一比例非常高，因此，也要通过仰卧睡眠来降低婴儿猝死综合征的风险。一定要告诉宝宝照料者（或者其他任何照顾宝宝的人）确保宝宝仰卧睡眠，并且也要告诉他们其他关于睡眠安全的建议。

所以，**除非医生建议其他的睡姿，否则应让宝宝采取仰卧睡姿。**侧卧睡姿也不安全，因此也不推荐。尽管有些人认为，仰卧睡姿不会增加孩子窒息的风险。事实上，仰卧位入睡的宝宝更不可能发生气道梗阻或窒息。这是因为，如果宝宝采取仰卧位睡眠时，当食物反流到食管后，需要反重力作用，才能使食物向上进入气管和肺（这是误吸）。从解剖结构来看，仰卧位睡眠与俯卧位睡眠相比更不容易发生误吸。即使是患有胃食管反流（意思是胃内容物溢出反流至食管，简称 GER）的宝宝也是这样的，因为人体自身具有气道保护机制。美国儿科学会和北美儿科胃肠病、肝病和营养学会（The North American Society for Pediatric Gastroenterology,Hepatology and Nutrition）推荐，患有胃食管反流的宝宝应该采用仰卧位睡眠，除非解剖或神经因素影响了气道的防误吸机制（例如正常的呕吐反射）。

另外很重要的一点是当宝宝仰卧位睡眠时，不能将其头部抬高。因为这样不仅不能降低胃食管反流的风险，反而可能会使宝宝滑到婴儿床的床尾，而这会危害其呼吸功能。

宝宝仰卧位睡眠非常重要，但同时，应该在她清醒、有看护的时候，有足够的俯卧时间。这对宝宝加强其上半身和手臂的力量及运动能力的发育非常关键。

睡姿和头形

父母和照料者通常会担心，如果孩子总是仰卧位睡眠，会导致后脑勺变平。但是随着孩子长大和坐立，头型还会变圆。下面是减少孩子后脑勺变平的一些方法。

1. 不断改变婴儿床床尾（就是宝宝脚的位置）的方向。这样宝宝会随着婴儿床方向的改变，自然地转向灯光或者其他吸引他的物体，这样他们就能把头转向各个方向了，而不是头部的一个固定地方总是受压。

2. 当孩子醒着的时候，改变其位置。尽量减少孩子在摇篮椅、弹性椅、汽车安全座椅上的时间，这些都对孩子的后脑有压迫作用。

3. 多花些时间抱着孩子，或者看着宝宝在地板上玩耍、趴着玩或者仰着头玩。

4. 母乳喂养的宝宝，喂奶时，可能两侧乳房都要喂，左右侧乳房可轮换着先喂。如果宝宝是喝奶粉的，每次喂奶时，可左右胳膊轮换着抱孩子。

俯卧对宝宝安全吗

俯卧时间适合在宝宝清醒、有看护的时候。你的宝宝需要俯卧，以促使肌肉发育，还能预防扁头，因为如果宝宝在清醒的时候还总是处于仰卧位，可能导致后脑勺特别扁平。

生产后，从医院回到家的第一天开始，或者在月子中心时，当孩子醒着的时候和她玩耍、互动，可以让宝宝趴着，每次 3 ~ 5 分钟，每天 2 ~ 3 次。如果宝宝喜欢这个活动，那就增加频率。当你给宝宝换尿不湿的时候，或者宝宝刚从小睡中醒来时，最适合做这个动作。如果打算把宝宝送托儿所照料，那么要求照料者给宝宝提供俯卧时间。

俯卧时间为宝宝匍匐爬行做好了准备。随着宝宝不断长大，越来越强壮，他们需要更久的俯卧时间，以便增长力气。

如果我的宝宝不喜欢俯卧怎么办？

刚开始的时候，许多宝宝不喜欢俯卧。你应该坐在孩子触手可及的地方陪孩子玩，或者放个玩具让孩子玩。可能孩子一表现出不高兴的样子，你就想结束俯卧时间。千万不要这么急。开始时每次至少坚持 3 分钟（备个计时器，这能坚定你的决心），逐渐增加时间。最终你的宝宝会爱上这个运动，喜欢趴着玩耍。

当宝宝俯卧的时候，我怎么锻炼他？

下面是宝宝趴着的时候和他玩耍的一些方法。

1. 不管是你还是玩具都应该在宝宝够不到的位置，让他爬过来够到你或者玩具。

2. 将玩具绕着宝宝摆一圈。让宝宝能够到或触及这一圆圈的不同玩具，能锻炼与翻身、匍匐爬行相关的肌肉。

3. 你仰卧躺着的时候，让宝宝趴在你的胸前。他会抬起头，撑着胳膊努力看你的脸。

4. 当有成人照看的时候，让家里的哥哥姐姐陪着宝宝玩耍。让小宝宝趴着，这时候哥哥姐姐很容易坐在地板上。他们精力旺盛，并且非常喜欢作为"大孩子"的感觉，能乐在其中。

软的床上用品会增加婴儿猝死综合征风险

多数死于婴儿猝死综合征的婴儿都是使用了枕头或者软床垫，被床上用品完全盖住口鼻。事实上，**软的床上用品会使发生婴儿猝死综合征的风险增加5倍**。并且，当宝宝面部贴近柔软的床上用品时，可能会窒息。为了降低婴儿猝死综合征和柔软的床上用品导致的窒息，美国儿科学会、美国消费品安全委员会（US Consumer Proudct Safety Commission）、国家儿童健康和人类发展部（National Institute of Child Health and Human Development）修订了婴儿睡眠建议。这些组织建议，**小于12月龄的宝宝应该使用硬床垫，婴儿床上不要放任何软的床上用品；建议家长给宝宝穿连体式睡衣或者其他类型睡衣，不要给宝宝盖东西，例如毯子**。如果你感觉孩子需要盖毯子，那么选择薄毯子，毯子的两端压在婴儿床垫下，并且只盖到其胸部，以减少宝宝头部被盖住的风险。

母乳喂养可降低婴儿猝死综合征风险

美国儿科学会推荐纯母乳喂养至少到6月龄，之后继续部分母乳喂养，至少到1岁。如果孩子和母亲需要的话，可以一直母乳喂养。母乳可为宝宝提供抗体及其他免疫因子，在其免疫系统成熟到能抵抗感染之前，它们对保护宝宝的健康有非常重要的作用。同样重要的是，**美国儿科学会认为母乳喂养是降低婴儿猝死综合征风险的一个保护性因子**。纯母乳喂养的宝宝，婴儿猝死综合征的风险是25%，而混合喂养的孩子中，风险为50%。

睡眠环境安全指导

宝宝的婴儿房和婴儿床应该非常安全。婴儿床和房间（当她能走的时候）是她冲破藩篱、首先探索的地方，并且探索时没有人直接监督。所以要保证室内的行走路线是清楚的，周围的物品对她来说没有构成危险和障碍。

检查所有的家具是否符合现阶段的安全要求，是否适合孩子的年龄。当你使用二手家具时，这种检查就非常重要。比如，旧式的婴儿床，看起来非常漂亮，可是护栏栏杆的间距就不符合现在的标准了，现在的标准是小于等于 6 厘米，这是为了防止孩子的头部被卡住。并且，旧式的婴儿床在装饰的时候，可能用了含有铅的油漆。现在标有青少年产品制造商协会安全认证章的家具是可以信赖的。婴儿房内的所有纤维制品，比如睡衣、床单、窗帘，都应该是阻燃的。

婴儿床的选择

✓ 护栏栏杆的间距不能大于 6 厘米。

✓ 床垫必须是足够硬的，宝宝躺上之后不能下陷。床垫要安放合适，与婴儿床的四壁之间不能有空隙。

✓ 护栏顶端与床垫之间的距离至少 66 厘米。随着孩子越来越高，应定期降低床垫。

✓ 婴儿床头部和脚部的护板应该是实心的，不要有装饰性的雕花。角柱可能会损伤或勾住衣服，应该移除。

✓ 不要使用降落式护栏的婴儿床，这不安全。

✓ 虽然看起来婴儿床的床围能保护孩子不被碰伤或撞伤，但实际上没有证据证明床围能防止严重伤害，床围还可能导致窒息、勒住脖子、缠绕孩子，所以不要使用床围。另外，大一点儿的孩子还可能利用床围爬出婴儿床。

✓ 婴儿床内不能放大的玩具和动物填充玩具，因为你的宝宝可能拿它们垫脚，从而翻出护栏。枕头、体积大的安抚物、较重的毯子都不应该放到婴儿床里，因为孩子可能被这些物品盖住，导致窒息。

✓ 把婴儿床放在远离窗户的位置，因为直射的阳光和气流会让宝宝不舒服。也不要把婴儿床放到暖器附近，太热也会让人不舒服。同时要确保婴儿床附近没有百叶窗或者窗帘，因为垂下来的绳子可能会缠绕住宝宝的脖子。

✓ 当你的宝宝有 90 厘米高的时候，就应该开始睡儿童床了。如果你担心宝宝会从床上掉下来，可以在地板上放个厚垫子。

✓ 婴儿床垫应该是较硬的，床垫和婴儿床的四周之间没有空隙。一定不要让宝宝睡在水床、羊皮床上，或枕头、沙发、扶手椅或者其他较软的表面上。

✓ 宝宝仰卧睡眠时无需额外的物品，例如防止宝宝翻滚的毯子或其他商品。这些厚重的东西会把婴儿床弄得杂乱，还可能对宝宝有害。

室内温度

宝宝需要保暖，但不能过热，过热会增加婴儿猝死综合征的风险。因此婴儿床不能靠近加热器，因为这会非常快地加热床上用品。同时，保持室内温度凉爽舒适。如果宝宝出汗、头发湿了、面颊发红、长痱子，说明她太热了。

睡衣的选择

宝宝的穿着应该与环境相宜。给宝宝穿衣服时，最多比成人的衣服多穿一层即可。夜间睡眠时，给宝宝换上阻燃的睡衣。许多家长愿意给宝宝穿连体式睡衣，这样一拉拉链就能穿好。这样的睡衣确实比较好，宝宝既舒服又暖和，并且不用盖毯子，降低了被毯子缠住导致窒息的风险。

其他不容忽视的睡眠安全问题

安抚奶嘴

研究表明，安抚奶嘴可以降低婴儿猝死综合征风险，但目前机制不明。美国儿科学会建议，在 6 月龄之前，宝宝睡觉的时候，可给他们提供安抚奶嘴；到 12 月龄时，停用安抚奶嘴。母乳喂养的宝宝，在完全建立起母乳喂养的习惯前（通常在出生后 3 ～ 4 周），不要使用安抚奶嘴。如果宝宝不喜欢安抚奶嘴，不要担心，不要强迫孩子使用安抚奶嘴，可以晚些时间再试试。

相关座椅设备

在家里或者刚出生在医院里的时候，日常睡眠时都不要使用座椅设备。这些设备包括汽车安全座椅、学步车、婴儿背巾、婴儿背带，这些对小于 4 月龄的宝宝更加危险，他们可能因为处于呼吸困难的姿势而导致死亡。当你使用婴儿背带或者婴儿背巾的时候，一定确保宝宝的头朝上，并且头高于背带或背巾的上缘，让宝宝的脸能露出来，嘴和耳朵不被堵住。如果你给在背巾或者背带里的宝宝母乳喂养，喂完后恢复其位置。

摇篮车和摇篮

在宝宝出生后的数周内，一些父母喜欢使用摇篮车或者摇篮，因为它们容易移动，能让宝宝和大人睡一个房间。但是要注意，宝宝长得非常快，1 月龄时还能用的摇篮，下个月就可能不能用了。使用时应确保摇篮或者摇篮车的底部固定良好，以避免散架。摇篮或者摇篮车要有一个大而稳固的底座，这样即使有人碰到，也不会翻倒。如果有折叠架，在使用的时候，一定要确保锁死。

通常，宝宝在快满月时，或者体重达到 3.5 千克时，就该睡婴儿床了。

同床睡

在一些文化中，母乳喂养的孩子，在断奶前和妈妈同床睡。然而，对于目前在西方文化中普遍存在的孩子和父母同床睡，美国儿科学会认为这是危险的。当同床睡眠时，婴儿死亡率提高，尤其是窒息导致的死亡。以下行为导致同床睡更加危险：父母使用一些可能会改变睡眠 / 觉醒周期的物质时，比如止痛药、精神类药品、酒类；父母抽烟（即使他们不在床上抽烟）；父母以外的人（包括兄弟姐妹）也同睡；父母非常疲劳；孩子小于 3 个月；在水床、沙发或者扶手椅上同睡；床上有毯子或者枕头。

美国儿科学会推荐父母和新生宝宝同室不同床睡，宝宝可以睡在摇篮车或者婴儿床上。这样方便喂奶，并且父母在床上的时候，能直接看到宝宝。当宝宝需要喂奶或者想抱抱他的时候，可以把他抱到大人床上，但是父母想睡觉时，应该把宝宝放到摇篮车或者婴儿床上。另外，不要在沙发或者扶手椅上喂孩子，因为父母可能喂着喂着就睡着了，这就危险了。

免疫接种

请儿科医生检查，以确保宝宝按时免疫接种。研究显示免疫接种使婴儿猝死综合征的风险降低了一半。

无烟场所

宝宝周围的区域都要无烟。婴幼儿暴露于吸烟环境，会更容易导致感冒、上呼吸道感染，并且婴儿猝死综合征的风险也升高。准妈妈孕期抽烟的，孩子发生婴儿猝死综合征风险高。家里有宝宝的，任何人都不能在家里、车上或其他孩子常待的地方抽烟。事实上，准妈妈从孕期开始就应保持无烟状态。酒精和毒品同样会增加婴儿猝死综合征的风险。

常见问题
与解答／

问：我5个月大的宝宝能自己翻身了，这时他俯卧睡眠安全吗？如果不安全，我怎么让他仰卧入睡呢？

答：美国儿科学会推荐，所有健康的婴儿，在1岁前都要仰卧睡眠，以降低婴儿猝死综合征的风险。然而，一旦宝宝能自由舒服地从仰卧位翻到俯卧位，并能从俯卧位翻回仰卧位的时候（4 ~ 7月龄的时候），这时如果宝宝自己翻到俯卧位睡眠，就无需再将其翻到仰卧位睡眠了。但是，你仍需仔细确认婴儿床上没有其他物品。孩子可能会偶然滚到枕头、被子或者床围上，导致窒息。

问：当孩子睡着后，我发现她出汗了，身上湿湿的，这正常吗？

答：许多人在非快速动眼睡眠的深睡眠期会出汗。在这个阶段，睡眠者有规律、稳定的呼吸和心率。这时的睡眠对机体来说是恢复体力最有效的时候。你可能发现宝宝一直出汗，甚至衣服都湿了，通常这是正常的，无需关注。但是，你需要检查孩子是否穿得太多，或者室内温度是否太高（这对于 1 岁内的婴儿非常重要，因为过热是导致婴儿猝死综合征的危险因素）。同时也要确保孩子没有任何不适或者发热。如果一切正常，那就擦干宝宝头上的汗水防止着凉，让他们继续睡就行了。

第3章

婴儿期（0～1岁）的
睡眠问题及策略

孩子出现睡眠问题，可能始于家长们提供了太多不必要的夜间喂养、安抚或者其他刺激。随着这些行为的持续，孩子们就会一直无休止地索求。当家长意识到自己的行为不利于孩子养成良好的睡眠习惯，并且逐渐减少对孩子的关注时，大部分孩子在短暂的过渡期后，能接受这种改变。而且他们也应该有些不被父母打扰的时间，以学习如何安抚和充实自己。

在所有新手父母对婴儿护理的焦虑中，睡眠导致的焦虑仅次于喂养。父母担心的不仅是孩子的睡眠；也担心他们自己的睡眠。总之，孩子睡不好，大人也别想睡好。

0 ~ 6 月龄理想的睡眠状态

最佳状态——夜晚醒来后能自行入睡

在出生后前 2 周左右，大多数宝宝每次能睡 2 ~ 3 小时，其后很快增加到每次睡 4 ~ 5 小时。这个睡眠模式与母乳或者配方奶粉喂养频率更低以及宝宝有更长的清醒和玩耍时间相一致。但是，祖父母和朋友们善意地不断询问"宝宝能睡整夜了吗"会把这个问题提升到一个不切实际的高度上。如果宝宝到出生后 6 ~ 8 周不能睡整觉，父母可能会想，是否我的宝宝有问题，或者我们的照顾是否不正确。这时告诉你的家人和朋友，一个经常醒来的宝宝不是睡得不好，而是发育的正常过程。宝宝醒来后能否自己再次入睡才是重要的。理想的状态下，当宝宝在半夜醒来后，不叫你或者哭闹，能自己再次入睡。"睡整夜"用词不准确。包括宝宝在内的每个人，在夜间都会周期性地醒来。你的目标是帮助宝宝学会醒来后自己再次入睡。一些宝宝似乎生下来就知道怎么再次入睡，而一些宝宝则需要父母的教导。

理性看待睡整夜

另外，对于 6 月龄之前的大部分宝宝来说，睡整夜实际上意味着一次能睡 5 ~ 6 小时。因此，如果你 3 月龄的宝宝在晚上 8 点入睡，那么你可能需要在凌晨 1 ~ 3 点醒来喂奶或者换尿布。当然，你可以通过推迟睡觉前的喂奶时间，来调整再次醒来喂奶或换尿布的时间。即使你的宝宝最终在睡整夜方面取得了很大进展，但是之后，随着其发育，睡眠模式还是会再次改变的。

在出生后头几年，大部分孩子的夜间睡眠模式经常改变。他们可能数周或者数月都睡得很好，之后突然一段时间半夜会醒来。许多因素可以导致孩子在夜间醒来，例如，出牙可能导致宝宝口腔不舒服，还有病毒感染，比如感冒，均会干扰孩子的睡眠习惯。另外，如果孩子处于发育的跳跃期（猛长期），睡眠模式也会有暂时的改变。

　　即使在这么小的年龄，你的宝宝也是一个独立的个体，有自己的喜好（详见第 5 章 "睡前常规和睡眠仪式" 中 "睡眠与气质"），试图控制他所有的行为细节是不理智的。你无法强迫孩子去睡觉，你能做的是帮助孩子适应昼夜节律，让孩子依据这个节律睡眠和清醒。更重要的是，你可以帮助他学会安抚自己，帮助他夜间醒来时如果无需喂奶或换尿布能自己再次入睡，就像所有孩子一样，他总会在夜间醒来几次。

昼夜节律

　　包括睡眠／觉醒周期在内的生物钟，或者叫昼夜节律，是一个 24 小时的循环，但是一旦日常活动不规律了，生物钟也会随之改变。保持日常活动规律对生物钟的形成是有帮助的。每天早晨在同一时间醒来是保持 24 小时昼夜节律的重要信号。

　　宝宝的生活是有规律的，但是这不意味着你要恪守一个严格的日程表。而且，你的宝宝越按照预期的顺序进行，那么当出现意外情况时，越容易处理，比如孩子的睡眠时间或者晚餐已经不可避免地延后的时候。教育孩子养成良好的睡眠习惯永远不嫌早，改变孩子的坏习惯，再晚也比不改强。孩子的适应力都很强，也都非常喜欢学习、模仿。而这一切都取决于父母的改变和坚持，即使这个调整阶段会比较困难。

不能睡长觉的原因及解决办法

　　如果 3 月龄的宝宝，在晚上不能一次睡 5 ～ 6 小时，需要我们去寻找原因。比如是否在白天或者傍晚睡了很久？如果是的话，你可以让孩子在下午和傍晚保持较长时间的清醒状态，这样他晚上就会睡得久些。想让孩子在昏昏欲睡的时候保持清醒状态，需有足够的刺激，比如玩具，可以是个 "组合玩具套装"、一条平放的图案色彩鲜亮的毯子，或者听听音乐等，最重要的是要和宝宝说说话。这些可以阻止宝宝过早地睡着。不要奢望你用一天时间就能将宝宝的平常入睡时间从晚上 9 点明显推迟，这需要花几天时间慢慢来进行。

婴儿床上的玩具

最安全的婴儿床，是里面只有宝宝的婴儿床。枕头、被子、安抚物、羊皮毯、床围、填充玩具都可能导致孩子窒息。目前没有研究证明孩子多大时，婴儿床上放这些东西是 100% 安全的，但是，大部分专家认为 12 月龄后，这些物品就不会对孩子造成太大的危险。

入睡前的准备

即使是仅仅几周大的宝宝，在经历白天各种活动和各色人物后，可能也会很难平静下来。入睡时应该保持平静，避免在傍晚玩些刺激性的游戏，并且睡眠时间应该固定。在宝宝入睡时要关注他，让他沉浸在低强度的活动里，比如听重复的歌曲，或者听儿歌、看些图画书。这些常规活动完成后，在孩子还清醒的时候把他放到婴儿床上。当你看电影或者电视时，把孩子放到你的大腿上，期望孩子入睡是不现实的。明亮的、快速改变的图片和刺耳的声音会过度刺激宝宝尚在发育的神经系统，并让他保持清醒。并且，**在 2 岁前，最好不要让孩子看电视、手机，最好的活动是看书和讲故事。**

在刚开始的时候，最好在孩子昏昏欲睡但仍有点清醒的时候，把孩子放到婴儿床上。这有助于孩子将"在婴儿床上"与"愉快地睡眠"联系起来（心理学家把这称为积极的睡眠联结）。随着时间推移，孩子会养成这样一个习惯，那就是当他醒来后，他会自己躺着安静地享受一会儿，之后再叫父母。

当你完成了入睡仪式，在孩子仍然清醒的时候，把他放到婴儿床里。**在出生后最初的几个月里，推荐父母和宝宝同房间不同床，这样可以预防婴儿猝死综合征的发生。**给宝宝道晚安并调暗灯光（一些家庭可能会在夜间使用低功率的台灯或者夜灯）。如果卧室有电视，到了孩子的睡觉时间，请关上电视。你如果还不想睡的话，可以去别的房间看电视。

6～12月龄的夜醒问题及解决办法

从6月龄左右开始，关于如何正确处理夜醒问题的意见有两种。

一种极端的意见是，将宝宝安顿好后，就回到你自己的床上，除非有危及生命的问题，否则不要返回宝宝的床前。放任孩子去哭，不论多久。这种理论的依据是，你放任宝宝哭泣的时间越长，他们对你在她哭泣时去抱她的事情忘记得越快。然而，这种方式对于大部分家庭来说，很难执行。

另外一种极端意见是，无论何时，宝宝都应该在吃母乳或者配方奶粉过程中入睡，最好在父母的床上，并且在夜间，无论什么时候，只要孩子有动静，就要喂奶。这种做法也是让人担心的。首先，同床睡是危险的，美国儿科学会也不推荐这么做。与父母同床睡的宝宝，发生婴儿猝死综合征或窒息的风险非常高。父母睡觉时，可能翻身压在宝宝身上，宝宝可能被床单或者毯子缠住，还可能坠床，卡在墙壁和床垫之间。因此，美国儿科学会建议，新生儿和父母夜间睡觉时要离得近些，但应该同房不同床，比如将孩子放在摇篮车上。

另外，吃着奶入睡对于孩子来说非常舒服，但是如果孩子长期在夜间吃着奶入睡，那么在孩子完全不需要夜奶后好长一段时间，他还会在夜间醒来吃奶。这样的话，乳头成了安抚奶嘴，如果不含着的话，孩子无法入睡。这种情况同样会出现在奶瓶喂养的宝宝身上。如果宝宝吃着奶或者喝着奶瓶入睡成了习惯，那么当他在夜间醒来的时候，如果不吃奶或者含奶瓶，将不能再次入睡。到那时候，想打破这个习惯就非常困难了。入睡时或者半夜给孩子吃奶，可能会导致龋齿和耳部感染。

为了确保每个人都能享受一个平静的夜晚，采取折中方法可能比较容易实现。**没有必要一听到孩子的哭声就冲到宝宝床前，也不要让宝宝一直难受地哭几个小时**。每晚宝宝都会在半清醒时常规地哭几嗓子或者迷迷糊糊地说话。在大部分情况下，他们能自己入睡。**随着你对宝宝了解的加深，你会很快学会辨别孩子的哭声，比如哪种声音是她自我安抚，哪种声音是饥饿，哪种声音是不舒服，哪种声音是生气想让你去关注她。**

宝宝为什么会哭

哭是宝宝表达其需求的唯一方式，也是她和你交流的方式。当宝宝哭时，她或者是试图告诉你一些事情，又或者是在经过一天的兴奋之后想要逐渐安静下来，而不是想要闹你。在孩子出生后几周内，大部分父母能理解孩子不同哭声的意思。

如果宝宝需要干净的尿布或者其他照顾，那么在满足孩子这些需求的时候，尽量减少对孩子的干扰：把灯光调暗，尽量低声说话，换完尿布后把孩子放到婴儿床上（或者在婴儿床里给孩子换尿布），之后，你尽快回到自己床上。**如果宝宝持续哭泣5 ~ 10分钟以上，返回宝宝床前，不要开灯，轻轻地拍拍或者抚摸宝宝，轻轻地告诉他该睡觉了，然后再离开。下次再来看宝宝时，要把时间间隔逐渐拉长5 ~ 10分钟，并且谨记：每次看宝宝时一定不要把他抱起来。如果你将他抱起来，他就会想让你长时间地抱着她，一旦你想放下让他自己入睡，他会再次哭起来；这样的话，孩子就更没有睡意了。大多数情况下，使用这种方法通常需要3 ~ 5晚，你的宝宝才能比较平静地入睡，并且一觉能睡5个多小时。**

要监听宝宝所有不正常的哭声，低调地处理不可避免的假警报。如果婴儿床在你的卧室，那么在听到孩子好似求救哭声的时候，你能非常容易地确定她是不是一切正常。

当夜间宝宝哭泣时

如果宝宝在夜间醒来哭喊，要等几分钟再过去，看他是否能自己安静下来。如果没有的话，去看宝宝，先解决最紧急的问题。例如，如果宝宝又冷又饿，并且尿布湿了，那么先给宝宝穿件衣服保暖，之后换尿布，然后再喂宝宝。这种时候也要保持灯光较暗，不要把这段时间当成玩耍时间。但是，如果宝宝是撕心裂肺的哭，那么她可能是哪儿难受了，需要立即检查下。一个相当常见、但是不容易发现的原因是头发缠住了手指或者脚趾。

当宝宝已经安静下来，但还处于清醒状态的时候，将她放到婴儿床里，道声晚安，之后离开。如果宝宝在你离开后又开始哭泣，给她几分钟时间自己安静下来。许多宝宝在家长离开一会儿后，就很快睡着了。如果宝宝一直哭，那就再去看她，每次看宝宝的间隔时间需要拉长，但每次最长不要超过 10 分钟。保持室内光线较暗，尽量小声说话，也不要把宝宝抱起来。

常见的影响婴儿睡眠的因素

疼痛和疾病

在出生后头几个月，许多因素能影响宝宝睡眠。宝宝可能因为耳部感染导致的发热和疼痛，或者类似轻度肠胃炎样的腹痛而醒来。即使是微不足道的小病，也会对睡眠产生持续的影响，因为当孩子生病时，父母对宝宝是有求必应的。所以，当宝宝症状完全消失后，他也会哭，以便继续享受这种额外的关注。

个别情况下，夜醒是由疾病等原因导致的，需要医学治疗。睡眠差伴有呕吐、大量吐奶、腹痛等可能是牛奶蛋白过敏或者大量酸性胃内容物反流到食管（胃食管反流）导致的。在这种情况下，当孩子的症状好转的时候，你需要重新教宝宝如何自我安抚入睡。

出牙痛

出牙导致的不舒服会让宝宝夜醒，这种情况在出生后 3 月龄时就会出现。牙齿萌出前周围的牙龈会肿胀且有压痛，可给宝宝咀嚼一些较硬的东西以缓解不适，例如牙咬环或者较硬的、不甜的磨牙饼干。不要使用冰冻的磨牙玩具，因为过冷可能会导致口腔受伤，使宝宝更加不舒服。涂在牙龈上的止痛剂作用不大，因为孩子大量的口水很快就把药物冲走了。另外，儿科医生警告，这些药物可能会导致咽喉后部麻木，从而影响孩子的吞咽功能。如果宝宝看起来非常不舒服，可向儿科医生咨询应该怎么做，他们可能建议你给宝宝使用小剂量的对乙酰氨基酚（例如泰诺林）或者布洛芬（例如美林）。

当宝宝的牙齿即将萌出的时候，她可能会有轻度的体温升高。但是如果体温超过 38℃，那就不是出牙导致的了。如果宝宝出牙的同时伴有发热、呕吐，或者腹泻，应向儿科医生咨询，看她是否需要治疗。

如果宝宝出牙时很烦躁，家长应该尽量让宝宝舒服一些，但是不要破坏孩子的睡眠规律。即使只有几晚不按时作息，也可能导致睡眠问题。

气质

随着时间的推移，大部分宝宝自然而然就形成了规律的睡眠模式，感谢他们的天性，让他们这么容易就适应了。那些不容易入睡的宝宝可能是因为生物钟没有建立完善，或者对刺激非常敏感，或者他们具有紧张的、容易激动的个性，哭得比其他宝宝更凶更响，因此很难平静下来。相比其他宝宝，一些孩子不容易适应环境，不容易接受改变，即使在他们非常小的时候也是这样。孩子和父母的个性可能也存在着巨大的不同，比如，一个易激动、注意力不持久的宝宝和一对严格守序的父母，或者是一个害羞、沉默的孩子和一对吵闹的、外向的父母——这会导致规则设立困难。对于一个非常敏感的宝宝，父母需要付出更多的耐心、时间，根据宝宝的情况改变养育方式来建立规律的睡眠习惯。你的儿科医生可能会给你一些建议，也可能给你介绍一位睡眠专家或者一个有经验的帮助小组。

一些研究结果证实，如果孩子出生时的时间较长或者出生时比较困难，那么相比出生顺利的宝宝，他们在生后第 1 年内夜醒更多。然而，当研究者审视其中的缘由时，发现出生困难的宝宝和出生顺利的宝宝一样健康，但是这些宝宝的家长会更多地把宝宝抱起来，这可能强化了其夜醒。

分离焦虑

从 7 ~ 12 月龄开始，分离焦虑可能导致多次夜醒。在这个阶段（可能会持续几个月），宝宝每晚会夜醒好几次，不安地哭闹着找爸爸妈妈，但通常孩子会更喜欢父母中的一人。稍大一点的宝宝可能会试图从婴儿床里爬出来，拼命地黏着爸爸妈妈，要和爸爸妈妈睡一张床。这不是宝宝变得调皮或者喜欢指使人，而是其情感发育的正常阶段，需要充满爱的照顾和持续关注。**分离焦虑多在两岁左右消退**，在此之前，你需要每晚起来几次去安抚宝宝，让他安心。

一般来说，下面这些步骤可以缓解分离焦虑问题。

✓ 不管孩子有多小，每次你离开她时，都要让她明确知道。即使去隔壁房间，也告诉她"我会立即回来"。坚持这么做的话，有一天，你会惊奇地发现，当你离开一会儿时，她能明确知道什么是立即回来。

✓ 和宝宝玩藏猫猫和镜子游戏，这能帮助宝宝明白，爸爸妈妈会离开，也会回来。

✓ 当你离开的时候，通过一些活动转移宝宝的注意力。其他的照看者可以陪着孩子玩新玩具，给宝宝洗澡，或者给宝宝看镜子里的样子，这时爸爸妈妈跟宝宝说再见，并快速离开。

✓ 如果你是在晚上离开，最好请其他家庭成员帮忙。如果你只能请外人帮忙，那么请他在孩子入睡时间之前到来，让他们有时间稍微熟悉一下。一些家长会每周固定地请一个保姆来照顾宝宝一个晚上，这样他们就能去处理一些社交事务。通常宝宝能比较容易地接受这种可以预期的规律的分离的。

不良的睡眠习惯

虽然父母的出发点是好的，但是他们的一些常见的习惯会干扰整个家庭的睡眠，因为这些习惯会导致一些不好的睡眠联结。这些习惯包括：

✓ 允许宝宝边吃边睡；

✓ 抱着、摇着宝宝入睡；

✓ 让宝宝在父母床上入睡。

这些做法形成的睡眠联结，会导致孩子在夜间醒来后，很难自己再次入睡。部分做法甚至对孩子的健康有害。例如，让宝宝吃着配方奶粉、果汁入睡，会导致龋齿，这种情况被称为奶瓶龋，不仅损害乳牙，对恒牙同样有损害。这些做法还会增加耳部感染的风险，经常导致睡眠中断或失眠。对于小宝宝来说，和较大的家庭成员同床睡，或者家长抱着坐在沙发或者扶手椅上睡，都有发生窒息和婴儿猝死综合征的危险。并且这些习惯还不利于培养孩子独立，让孩子和家长晚上都睡不好觉。

哭泣让宝宝放松

许多宝宝在爸爸妈妈刚离开时会哭得非常厉害。大多数情况下，几分钟后哭声会突然停止，并且宝宝开始安抚自己入睡。这是宝宝在接受了一天的各种外界刺激后，释放情绪的一种方式。宝宝第一次哭的时候，不要立即去安抚她，因为她可能不需要额外关注。相反地，她需要一小段时间独处，以整理纷乱的感受和印象。

奶睡

"如果不喂奶，我的宝宝就睡不着""我宝宝得含着奶瓶睡，不然就得哭着睡"。就像之前讲的，这些宝宝建立了喂养和睡眠、舒服之间的联结。这种情况下，母乳或者奶瓶喂养、母亲陪伴是其入睡流程的一部分，如果没有这些，孩子不能入睡。一些儿科医生把这些宝宝的妈妈形容为"过分地好"，因为她们所做的比宝宝需要的多得多。**满足孩子所有的需求，可能会妨碍孩子自我安抚能力的建立。**

对于一部分婴儿和他们的母亲来说，一天中最晚的那次喂养可能是睡眠仪式中舒服、安静的环节。这个时候的母乳喂养可能是非营养性的，宝宝可能习惯于喂养过程中的舒服感觉，乳房相当于安抚奶嘴的功能。当每晚睡前的规律的母乳喂养变成孩子寻求舒适的常规做法时，会使孩子形成坏习惯。配方奶喂养的宝宝，不能把奶瓶当作安抚奶嘴，因为这会导致吃得过多，并且睡觉时含着奶嘴还会使其养成坏习惯。如果宝宝需要吮吸才能安然入睡，那么帮助他把自己的拇指放入口中，或者给他一个安抚奶嘴。**许多宝宝在入睡时，需要含着手指寻求安慰，其他时间则不含。一半以上含拇指的宝宝会在 1 岁前停止吮吸手指。不管其他家庭成员如何讲，含着拇指或者安抚奶嘴都是正常的习惯。**许多孩子最后不用任何干预都能自然停止吮吸手指或安抚奶嘴了。

为了改掉夜间喂奶的习惯，大多儿科医生建议分阶段逐渐停止夜间喂奶而不是突然完全停止。当宝宝夜间醒来的时候，等几分钟，看她是否能自己入睡。如果宝宝已经超过 6 月龄，每晚喂奶的量要逐渐降低，每次喂奶的时间要缩短，最后停止喂养。

配方奶粉喂养的宝宝，如果已经超过 6 月龄了，儿科医生建议可以将夜奶稀释。开始时可以把 1/4 的奶量变成水，之后逐渐增加稀释量，经过几晚后，把奶全部变成水。到这时，宝宝就会逐渐失去兴趣，不会夜间醒来吃奶了。不经常给宝宝喂夜奶的家长在夜间尝试逐渐减少照料孩子的次数的过程中，相比于喂夜奶的家长，孩子可能会哭泣地少些，因为这些孩子还没有形成规律的联结。

大部分情况下，这个逐渐停止夜间喂奶的过程最好在 2 周内完成。一旦宝宝不用晚上吃奶了，夜哭就比较容易处理。先等几分钟，看宝宝是否能自己入睡。如果孩子一直哭，可以短暂地看下宝宝，每次看宝宝的间隔时间要逐渐拉长，在 5 ~ 10 分钟之间。看宝宝时可以轻声和宝宝说话以让他安心，还可以轻轻地拍拍或者抚摸他，但不要把他抱起来。你越早地作出改变，这个过程就越容易。但是，要选择孩子没有疾病、没有任何其他不舒服的时候进行。如果你担心孩子哭闹时间过长，会吵醒别的孩子或者打扰到邻居，那么可以选择周末或者假期进行，这样会少些困扰。如果你住的是公寓，提前告诉你的邻居你在做的事情，请他们理解。

还有一些父母不能忍受孩子哭，即使 1 ~ 2 分钟都不行。这种情况下，一种可行的方案是，对孩子哭声更敏感的那个家长使用耳塞，或出去散步，或一直处于忙碌状态，让另外一个家长处理孩子睡眠问题。

肠绞痛

宝宝出生后的头几周内，没有什么声音比宝宝在烦躁或肠绞痛时毫无征兆的哭声更让家长烦恼了。肠绞痛的表现是，每天发生在差不多相同的时间，每次的哭闹难以安抚，持续数个小时，并有可能数周后复发。肠绞痛多在出生后 2 ~ 4 周时出现，在出生后两个半月到 4 月龄时逐渐消退，但有些宝宝到 6 月龄的时候还有肠绞痛。大约 5 个孩子中就有 1 个孩子有肠绞痛。

尽管不是所有宝宝都有肠绞痛，但大部分宝宝都会至少出现一次周期性的难以安抚的哭闹，让父母或其他照料者感到无助和挫败。当孩子哭起来的时候，怎么做都止不住，然而这种哭泣通常突然就停下了，就像突然开始哭泣一样，并且宝宝很快就能睡着。

导致肠绞痛和难以安抚的哭闹的原因不明，现在也无法治疗，但所有宝宝都会随着长大度过这个阶段。这可能仅仅是神经系统发育成熟的一个阶段，在这段时间宝宝无法处理每天接收的大量信息。不管什么原因，父母们通过反复试验发现，一些肠绞痛的宝宝，至少有些时候，通过褪裤（用婴儿毯把宝宝牢牢地包裹起来）、吮吸（母乳、奶瓶、手指、安抚奶嘴）、规律性的运动（轻轻地摇、散步）的方式，能安抚下来。音乐、白噪声（一种唱片或录音机调整到静态时发出的稳定声音）以及一些家用电器发出的有节律的声音，已经成功地让肠绞痛的宝宝安静下来。然而，今天管用的方法，明天可能就没有用了，因此一些家长发展了一整套让宝宝安静下来的策略，直到有一天肠绞痛或者难以安抚的哭闹停止。

然而，要记住的是，只有在孩子仍旧清醒并且还没有被放在婴儿床上的时候，摇晃宝宝让他安静下来才是有帮助的。如果宝宝经常被摇着入睡的话，即便不是因为肠绞痛或者难以安抚的哭闹，他们还是会想要你摇着他。开始时你摇宝宝是因为他哭闹，后来，如果你不摇他，他就会哭闹。同奶睡一样，每次孩子一哭闹就把他抱起来摇的话，会妨碍孩子们学习自我安抚的能力。同样，对孩子不必要的关注和一些活动，会剥夺她和你必要的休息时间。

一些家长养成一种"预防性摇宝宝"的习惯是可以理解的；他们为了让有肠绞痛、无法安抚而撕心裂肺啼哭的宝宝停止哭泣，能做任何事情。但是，除了本能地试图安抚宝宝之外，对于预防和停止宝宝哭闹，您能做的非常少。这就是宝宝成长的一个阶段。睡眠专家认为，在出生后前几周干扰孩子睡眠的因素中，比如肠绞痛，是与生俱来的、自限性的，但到了4月龄后没有形成良好的睡眠习惯，那则是后天形成的，不是天生的了。

家长们可能干预太多了

孩子出现睡眠问题，可能始于家长们提供了太多不必要的夜间喂养、安抚或者其他刺激。随着这些行为的持续，孩子们就会一直无休止的索求。当家长意识到自己的行为不利于孩子养成良好的睡眠习惯，并且逐渐减少对孩子的关注时，大部分孩子在短暂的过渡期后能接受这种改变。而且他们也应该有些不被父母打扰的时间，以学习如何安抚和充实自己。

父母与孩子同床睡

美国儿科学会和美国消费品安全委员会（the US Consumer Product Safety

Commission）曾经提出警告，**同床睡眠对小于 1 岁的宝宝来说是危险的**。小宝宝可能被压在床上用品下面或者其他同睡者身下，导致窒息，他们还可能掉到床垫和墙壁之间，并且同床睡导致婴儿猝死综合征风险增高。但是，仍有一些父母因为夜间喂养宝宝方便，还是和宝宝同床睡眠。然而在一些文化理念中，同床睡是非常普通的，而且大多数孩子并没有受到长期的不良影响。经常被忽视的是，在这些同床睡被视为普遍行为的国家，家人睡的床上几乎没有软垫、枕头和厚被子。如果宝宝和家人们一起睡在地毯上，仅仅盖着较轻的被子或毯子，那么他们窒息的风险会很小。

研究证明，在大人需要规律睡眠时长以维持白天固定工作的国家，当孩子和家长分床睡的时候，他们都能睡得比较好。其他研究证明，如果宝宝长时间不能获得足够的睡眠，孩子们会变得易怒或者情绪激动，难以集中注意力。这种效果在孩子们上学后，会通过成绩差表现出来。

许多倡导根据孩子需要进行母乳喂养的人建议，所有的宝宝在夜间，都应当和妈妈或者照料者同床睡。一些家长喜欢这种安排，但另外一些家长发现，如果床上多了个人，他们睡得不好，不能得到足够的休息。"边三轮摩托车"式的安排，即把婴儿床贴着家长床放置，比起同床睡，可能会既舒服又安全。

对于大多数家庭而言，把婴儿床放到父母房间，可以保证足够的亲子时间，并且对睡眠的干扰较少。在任何情况下，4 月龄后，一个发育良好的宝宝是不需要夜间喂养的。同床睡会妨碍宝宝自己发展某些能力的尝试，比如吸吮拇指以入睡。

除了安全风险之外，不要和父母同床睡还有许多原因，关于这些，和您的儿科医生聊聊会有帮助。如果是经济原因，比如父母买不起婴儿床，那么可以通过地方扶助项目购买一个或者免费获赠。如果家长是为了抵消自己的孤独而和宝宝同床睡，那么心理咨询是有帮助的。偶然情况下，和父母同床睡的宝宝可能是父母糟糕婚姻的缓冲区。还是这句话，心理咨询可以明确并解决问题。

固定的睡眠流程——防止发生入睡困难

一个固定不变的睡眠流程并不会预防孩子夜醒，但是它能暂时阻止孩子发展为完全的入睡困难。我们已经多次提及这些建议，但是最先要做的是，让宝宝睡眠的房间处于一个昏暗的、安静的、温度适宜的环境。睡前避免激烈和刺激性的活动。建立一个规律的睡眠常规，进行一些安静、有安抚效果的活动，比如在宝宝房间里讲故事、听音乐，最后一定要在宝宝仍然清醒但是有睡意的时候将其放到婴儿床内，然后家长离开。这时候应忽略宝宝抗议性的哭声，给宝宝时间让他自己安顿下来。当你在夜间听到孩子哭的时候，给宝宝一个自己再次入睡的机会，如果不行，再去看他也不迟。当你看宝宝的时候，动作要轻，保持室内昏暗，尽量少说话。记住，在宝宝感到自己的日常所需是可预期的，包括吃饭、小睡、就寝时间、开始日常活动的时候，他们会非常开心，各项技能发育最好。

宝宝不同入睡方法的利弊

方法	利	弊
睡眠联结（在宝宝仍然清醒的时候，将其放到婴儿床里；家长们按照需要进来看宝宝，给予必要的安抚，比如拍拍宝宝，每次看宝宝的间隔在 5 ~ 10 分钟，不要把宝宝抱起来）	• 宝宝把婴儿床和舒适睡眠的感觉联结在一起 • 在任何家庭里都容易实行 • 通常能较早地建立良好的睡眠习惯 • 知道宝宝没有严重不适，家长们感觉放心	• 在不同的环境中，孩子们很难安顿下来 • 可能会让一些家长有压力 • 规律性地去看宝宝可能使宝宝产生希望，激发起进一步的哭闹 • 如果去看宝宝的间隔大于 10 分钟，可能导致孩子紧张
哭声免疫法（除非发生紧急危险事件，否则不去看宝宝）	宝宝最后自然地就睡着了	• 长时间的哭闹，可能会让宝宝对睡眠感到厌恶 • 家长听到孩子长时间的哭泣后，会感到焦虑 • 宝宝的哭声难以忍受
同床睡（宝宝和家长睡在同一张床上）	• 夜间喂奶方便 • 建立牢固的亲子关系	• 增加窒息的危险 • 软的床垫、蓬松的床上用品对宝宝有害，增加婴儿猝死综合征和窒息的风险 • 增加不必要的夜间喂养 • 家长和宝宝都会睡眠不足 • 将来孩子很难适应自己的床 • 可能会掩盖需要重视的父母间的问题

常见问题
与解答／

问：我女儿已经 3 个月了，出生后她有胃食管反流，因此每次喂完奶之后，需要抱着她直立 10～15 分钟。这段时间，她总是睡着。现在孩子已经痊愈了，但是她已经习惯被抱着了，夜间会醒来好几次要求抱着。当我抱着她 10 分钟之后，她才会入睡，但是每隔 1～2 小时，她就会再次醒来。我怎样才能改掉她这个习惯呢？

答：当你抱着宝宝以防食管反流时，她会很享受这种被抱着或者被摇着入睡的感觉，时间一长她就形成了习惯。现在你面对的挑战是帮孩子学习新的积极正向的睡眠联结。在入睡时你可以抱着宝宝，和她安静地玩耍，之后在她有睡意但还清醒的时候，把她放到婴儿床上。之后离开宝宝，并且逐渐拉长来看宝宝的间隔，每次来看宝宝的时候，可以轻轻地拍拍她，小声地说话，让她知道你在身边而安心，但不要把她抱起来。处理夜醒时也采用相同的方法：来看宝宝，保持关灯状态（可以开着夜灯），拍拍宝宝，轻声和宝宝说话，但是不要抱起来。当孩子有睡意但是仍有些清醒的时候，离开她。你可能需要花几个晚上让她学习这种积极正向的睡眠联结，不要着急，坚持下去。

问：我女儿现在 7 月龄，她现在似乎自己不能入睡，晚上待在婴儿床上也有问题。白天小睡正常。除了"让她哭"之外我试了好多种方法，我对任由孩子哭这种做法感觉不舒服。一旦她的头沾到我们的床垫，她能在 1 分钟内睡着，因此晚上她睡在我们床上。现在，经过了 7 个月的同床睡，我感觉睡眠不足、背痛，并且孩子爸爸还被迫在沙发上睡觉。

答：这个问题的答案不是让孩子哭，而是让孩子睡着。白天小睡的时候，你把她放在婴儿床上，她能自己睡着。但是到晚上就做不到了，因为她总是在睡着前被抱到你的床上，因此，她认为父母的床是自己晚上睡觉的地方，形成了习惯。

这种情况下可帮助宝宝学习一些新的睡眠联结。在宝宝有睡意但还清醒的时候，把她放到婴儿床里。

开着夜灯，或者门半开着，这样走廊里的光能进入宝宝房间；如果房间里特别黑，宝宝会感觉不安。道完晚安后，离开宝宝，给她时间安抚自己。如果她一直哭，可以回到宝宝身边，轻轻地拍拍她或者抚摸她，轻声安抚，但不要把她抱起来。每次返回看宝宝的间隔时间要逐渐拉长（在 5 ~ 10 分钟之间）。

坚持这样做，能让宝宝的学习过程更简单些。如果你把她抱起来，那么她就会期望你把她抱到你床上去。如果她的节律被打乱了，她可能变得非常清醒，需要再次重新开始入睡。

第4章

幼儿期（1～3岁）的睡眠管理

当孩子第一次睡整夜觉的时候，你可能会认为孩子的睡眠挑战已经过去了，但你很快会发现，还早着呢。

当婴儿长成幼儿时，他们的身体、情感和社交方面都有所改变。他们急于探索这个世界，在睡觉前通常需要家长的帮助才能平静下来。

在宝宝出生后的第一年里，你可能会有很多的睡眠被剥夺。一旦度过了这一年，你可能已经发现了一些孩子的睡眠相关特质，并且这种特质会延伸到幼儿期。在出生后第 2 年，到睡眠时间时，宝宝可能不情愿睡觉，想尽量往后拖延。他们不管自己如何疲劳，总想吵闹着拖延时间，试图从婴儿床里爬出来。当孩子第一次睡整夜觉的时候，你可能会认为孩子的睡眠挑战已经过去了，但你很快就会发现，还早着呢。

偶尔，当孩子筋疲力尽的时候，让他自然入睡是非常有诱惑力的。但是这只会让睡眠问题恶化。你需要长时间保持一致的睡眠方式。

幼儿每天需要多长时间的睡眠

幼儿每天需要睡眠 10 ~ 13 小时。每个孩子的夜间睡眠时间因其气质、活动水平、健康状况、生长发育不同而不同。在这个阶段，孩子们天性好奇，并且开始社交。一旦他们能爬出婴儿床或者幼儿床的时候，他们可能会坚持认为房间里面有派对，并且要加入。

在试图让孩子躺在床上睡觉的阶段，尤其是孩子转为规律睡眠的时候，许多家长可能觉得非常困难。最好的解决方法是平静对待孩子的合理要求（比如说要喝水），让他知道没有发生什么特别的事情，并且在孩子每次从床上跳出来之后把他温柔、坚定地放回婴儿床上。

多数幼儿仍然有午睡的习惯。他们会在中午的时候睡 2 ~ 3 小时，还有一些孩子可能会睡两小觉。如果宝宝不睡午觉的话，在午后让宝宝享受一段安静的时间也是个好主意，比如，给宝宝讲个故事。这种方式会一直持续到学龄前期；在幼儿园或者学前班的时候，通常都会有午休时间。

怎样建立良好的睡眠习惯

对于幼儿的家长来说，每晚的就寝时间可能是一天中最大的挑战。孩子们经常拒绝去睡觉，尤其是家里的大孩子还没睡觉时。下面的一些方法可帮助幼儿养成良好的睡眠习惯。

1. 设立一个傍晚的常规活动，这样孩子在睡觉前就有一段安静的时间，并且他们知道快要睡觉了。每晚的常规活动要一样，孩子们在这些活动中感觉舒适。比如洗个澡，读个故事，或者听些轻柔的音乐。避免激烈活动，这样只能让孩子更兴奋，更难入睡。

2. 保持一致。每晚的就寝时间都应该一样。这样做能让孩子知道接下来要做什么，并且帮她建立良好的睡眠习惯。

3. 让孩子选择一个最喜欢的东西带上床，可以是一个泰迪熊，特殊的毯子，或者是孩子最喜欢的玩具。这能帮孩子入睡，夜间醒来后，这些东西也能帮孩子再次入睡。但是要确保这些东西没有纽扣或者带子等，因为这些可能增加孩子窒息的风险。

4. 确保孩子舒适。如果她想喝水或者把夜灯开着，那就按照她的意愿去做，之后告诉她该睡觉了。

5. 不要让孩子睡到你的床上。这样会让孩子自己睡觉变得更加困难。

6. 当孩子抱怨或者喊叫的时候，等几秒再进去看孩子。每次孩子叫你的时候，等一会儿再作出反应。让孩子明确知道，即使你不在她眼前，但你是一直在的。每次你对孩子作出回应后，提醒她该睡觉了。对于孩子叫你这个事情，不要做任何奖励。

7. 不要着急，慢慢来。如果宝宝在夜间总是吵醒你的话，确实挺让人心烦的，但是这是正常的。试着去理解，否则只能把事情变得更糟。如果你的宝宝有睡眠问题时，你可以向你的伴侣或者其他成年人寻求帮助。

那么怎么做才能让孩子拥有舒适的睡眠呢？首先建立一个睡眠时间表。她疲劳的时候，让她去睡觉。基于这个时间，建立睡眠常规，比如你可以给她洗个澡、读个故事，或者唱个歌，之后在你离开房间之前安静一会儿，这样孩子就能入睡了。

但是，即使睡眠常规已经实行，你也不要坚信孩子总能自己睡得特别好。除了童年的不可预测性外，睡眠还可能被一些事情打断，比如换了房间或者床，丢了喜欢的毯子或者毛绒玩具，或者是家庭休假。如果能保持规律的睡眠常规，那么当遇到特殊情况时，就比较容易处理。比如当入睡时间延迟时，可以让平时的睡前常规活动简短些。

怎样帮助孩子夜间睡得更好

安抚物：帮助孩子发展象征性思维

许多事情你牢记在心，能帮孩子夜间睡得更好。其中一个就是独立 VS 黏人。孩子能独立行走的时候，独立性会突然增强。但是宝宝在 18 月龄时，可能又会变得非常黏人。心理学家认为孩子出现这种改变，和他们对分离的认识增加相关。在这个阶段，孩子对安抚物的依赖最强。泰迪熊、毯子或者孩子喜爱的任何东西，可能是父母或者照料者的替代物，能帮助孩子发展出象征性思维。

平静对待孩子的反抗行为

2 岁左右，幼儿对于自己逐渐增强的独立性的复杂感觉可能导致更多的反抗行为，比如他通常会把响亮地说"不"当作正常反应，但经常会伴有有力的点头，提示他实际想说的是"是"。在就寝时间或者其他时间，哭闹和情感爆发每天都可能会出现。如果孩子自己跳到地板上，乱踢乱跳，不要急，告诉自己这是孩子正常发育的一部分，这并不意味着孩子坏或者你的能力不行。一般幼儿通过愤怒表达未满足的情感需要。

尽量不要对孩子发怒。确保他不会太累，不被过度刺激，不会因不恰当的发育期望和情况导致不必要的挫败感。给孩子设立一个合理的行为准则。如果父母太严格或者根本没有设立界限，那么孩子更容易愤怒。当孩子非常疲劳或者饥饿、口渴的时候，也会发怒。这个令人烦恼的阶段可能发生在 1 ~ 4 岁。

如果这个阶段孩子入睡眠很困难，比如拒绝入睡，反复叫喊，偶尔发怒，你该怎么处理呢？平静对待。保持冷静，安抚孩子以让他安心，之后离开他的房间。或者，如果孩子看起来很害怕或者当你离开时孩子非常难过，那么就坐在房间安静地陪孩子一会儿，之后试图"规律地移走椅子"。在孩子睡得较好的夜晚，逐渐把你的椅子向门口移动，直到移出房间。

规律地移走椅子

规律地移走椅子可以帮助孩子培养独立睡眠的能力。刚开始的时候，连续几天坐在孩子的房间。每天晚上都把椅子向外移一点，直到移到孩子房间外面，当你坐在走廊的时候，要始终处在孩子听力范围内，继续对孩子的哭泣作出反应。最后，当她已经习惯你走出房间坐到椅子上时，你就就可以回到自己房间了。

遵循常规，应对改变

记住，幼儿这一阶段仍不断形成习惯。他们在常规中成长，不仅按时睡觉，而且吃饭和吃零食、出去散步、讲故事时间、每天各种活动都要按固定的时间表进行。如果常规被打乱了，比如家里装修或者外出旅游时，卧室暂时改变了，或者孩子的夜间毛绒玩具丢了或放错地方，都会导致孩子不高兴，即使是一个脾气非常好的孩子。所以，要保持常规，但也不要太死板。而帮助孩子学会遵循常规，以及学会应对常规之外必要的改变是非常重要的。

其他会干扰睡眠的因素

出牙

在幼儿阶段，出牙有时也会干扰睡眠，同样地，这一阶段经常发生的感冒或者上呼吸道感染也会影响睡眠。而呼吸暂停或者过敏等情况也是影响因素。

噩梦

噩梦也会在幼儿期开始出现，并且在孩子有压力的时候尤其常见，比如开始如厕训练的时候，家里有了新宝宝的时候。一些幼儿在刚开始能组织一些简单句子的时候，就能生动地讲述梦境了，并且噩梦会让小孩子非常害怕，尤其是在他们不能区分真实和想象的时候。这时应安抚孩子，让她确信她现在很安全，大人会保护她让她不会遇到那些可能出现在梦中的"危险"，在孩子安静下来但仍清醒的时候，将她送到自己的床上。

白天的时候，尽量减少孩子的压力。虽然坏梦通常反映不了什么问题，但是如果它总是频繁出现，孩子经常被噩梦惊醒，让你非常担心的话，可以请你的儿科医生来处理。

疾病

孩子在生病的时候可能会有睡眠问题。他们在休息的时候被发热、疼痛、咳嗽、流涕、鼻塞或者其他症状弄得非常不舒服。鼻塞是非常让人烦恼的，因为宝宝不喜欢用嘴呼吸。即使孩子用嘴呼吸，他也会觉得不舒服，而且这样就不能吮吸拇指安抚自己了。一个生病的孩子，入睡和睡眠时通常会感觉不舒服。这非常让人烦恼，因为一个长时间的充足睡眠对孩子恢复是有好处的。这和大人感冒时的情况是一样的。

在症状持续的时间里，孩子会需要安慰、拥抱、频繁换尿布、喝水、服药，以及任何你能做的使孩子睡得更舒服的事情。当然，**如果孩子小于 3 个月，出现了发热，体温达到或超过 38℃，或者任何年龄段的孩子出现了严重且持续的症状，都要去看儿科医生。**

一旦孩子恢复正常了，就要重拾之前的睡眠常规。在规定时间关灯，大家都在床上保持安静，除非有特别的问题。如果你无条件地迎合孩子，满足他的任何要求他就会顺势而为，持续地周期性地夜间醒来，因为他已经习惯了享受生病时你给予他的额外的关注和拥抱。如果你冷静下来，与生病前保持一致的做法，能帮助他恢复以前的规律。一旦他经历了几次儿童常见疾病（如感冒、耳部感染、胃肠炎），他就会明白，当人们感到不舒服的时候，之前的规律是可以打破的。当他感觉好转的时候，他会高兴地恢复之前的常规。

孩子咳嗽和感冒：哪些事情做不得

因为非处方的感冒药和止咳药有危及生命的副作用，所以对于小于 2 岁的孩子，不要使用这些药物。研究表明，对于小于 6 岁的孩子，感冒药和止咳药不仅无效，还有潜在的严重副作用。我们建议，除非医生要求，否则不要给你的孩子使用以上任何一种药物。

摇晃身体和撞头

在睡前进行有节奏的、重复的活动，是孩子早期非常常见的行为，能安抚孩子，也让父母迷惑不解。很难理解，幼儿如何能从这些活动中得到愉悦的感受：摇晃着四肢四处爬，并且把自己的头撞上婴儿床的护栏，坐起来把上身撞到床头板上，脸朝下头撞向床垫。不仅如此，一小部分孩子在准备睡觉时，会通过这种方式安抚自己 15 分钟或更长时间。这些行为在孩子 18 月龄到 3 岁左右时会停止。这些行为会让家长感到焦虑，但通常不会造成伤害，仅仅是可能偶尔导致轻微的红肿、瘀血、结痂，严重外伤极少见。如果这些情况持续存在，活动变得越来越剧烈，白天也出现，可请儿科医生进行评估。

解决孩子不肯睡觉的小妙招

从出生到 5 岁，家长们唯一能指望的就是改变。你的孩子变来变去，有时，他能在几周或者几个月里夜间睡整觉，之后进入一段困难期，夜里睡得断断续续，全家人都因为睡眠不足而变得暴躁。在醒来的时候，你可能会感到绝望，会尝试一些道听途说的手段，例如在清晨开车在附近四处转悠，或开着吸尘器，希望仍然清醒的孩子睡着。

然而，通常情况下，孩子会在自身的睡眠常规中安静下来。像大多数父母一样，你会通过反复试验总结出一套方法。它可能是从好几种方法中抽取几部分，再加上儿科医生的建议和少部分的家庭传统中来的。总之，相信你的直觉。你现在已经知道如何让孩子更舒服了。最后，最重要的是，你和孩子是否都能在晚上睡个好觉，而且起床后感觉精力充沛，做好了工作和玩耍的准备。

不管别人给你提了多少建议，你都要总结出自己的做法，不仅对整个家庭有效，也得对家庭中的每个孩子有效。对一个人有效的做法，对另外一个人可能就没有作用，这很大程度上取决于孩子的气质、出生顺序、家庭动态等因素。

无一例外，一种手段不会总对孩子有效。与其把严格遵守睡觉、吃饭以及其他自然活动的时间表演变成掌控孩子的工具，不如鼓励孩子发展成为有检查和平衡自己行为的内在能力的个体。

孩子坚持不睡怎么办

梅丽莎·阿尔卡，是一位医学博士、儿科医生、美国儿科学会会员，也是一位妈妈，在她的博客里，她提供了一些对她的家庭非常有效的技巧，如果你孩子的年龄和气质正好相符的话，可能对你的孩子也有效。

✓ 提供选择

当我儿子 4 岁的时候，他仍会在凌晨 3 点叫我们去他房间，我们最后终于解决了这个问题：在我们房间，挨着床的地板上放了一些毯子和枕头。告诉他，如果他醒了，不能自己入睡的话，可以到我们房间睡觉，但不要叫醒我们。

这种方法起效了。之后许多早晨，我们发现他有时睡在我们房间的地板上，有时舒服地睡在自己床上。仅仅给他提供了一个选择，就能让他放松下来，并且更容易睡整夜觉了。

✓ 真诚沟通

对孩子真诚。跟孩子讨论睡眠的重要性，并且用他能理解的话对他说。他们需要睡眠以长得更高，变得更聪明，能把球踢得更远。如果睡不好，那么他们的身体和大脑都会感觉很糟糕。更不用说这对爸爸妈妈的好处了——休息好的父母能给孩子读更多的睡前故事，或者陪孩子在公园多待 20 分钟。

✓ 了解孩子的担忧

我儿子有如此多的问题和担心的事情，而且正好在睡觉的时候。这不可避免地延长了熄灯的时间，并且增加了他夜间起床的次数。我们让他在纸上写出他担忧的事情，然后把纸放到他自己的担心罐里。把他的"担心"都安顿好后，终于让他上床睡觉了。

✓ 与兄弟姐妹同睡一个房间

我们另一个试图睡得好的方法是，决定让妹妹和哥哥睡在一个房间。这样的话，他们能互相做伴，不再孤单。刚开始，哥哥会让妹妹保持清醒，一起玩，但妹妹会觉得累，累了就睡着了，哥哥也就睡了，这样的过程需要一段时间。但是很快，他们就开始喜欢这种有伴的夜晚，并且我们这些不爱睡觉的小家伙睡得比之前好些了。

✓ 奖励表格

这种方法非常简单、有效。如果宝宝晚上睡得很好，没有拖延不睡或者不必要的起床，那早晨的时候他们就会获得一个自己喜欢的贴画。集满 5 ～ 7 张贴画后，他们会得到一个小奖励。虽然这样做的时间很短，但在帮我们回到正轨，建立良好的睡眠习惯和生活常规方面帮了大忙。

✓ "拍马屁"能让你心想事成

孩子睡一个好觉后，一定要表扬再表扬。在良好的睡眠之后，一定要强化所有家人快乐的感觉，看看休息好、快乐的妈妈的美好样子。想想你的感觉是多么好，想想你成长了多少。

✓ 时机最重要

如果你的小家伙一直在拒绝整个睡眠常规，不愿意入睡，那就试着把就寝时间提前 30 分钟。这听起来可能有悖常识，但可以这么说，如果孩子错过了入睡窗口期，那么他会变得更加兴奋。早些睡的话，可能会抓住孩子的睡眠窗口期，让他更愿意接受一个平静的睡眠常规。

注：获得 www.confessionsofadrmom.com 网站的许可。

"午夜漫步者"的管理——婴儿床到小床的过渡

幼儿从婴儿床"毕业"，开始睡小床时，经常沉醉于这种新位置带来的自由感。他们充满希望地上床，在还没有昏昏欲睡和开始入睡前，会再次爬起来。有时幼儿在一个晚上能起来 20 多次，来和你道晚安。

在这"毕业"阶段可能会出现一些问题。首先，孩子是继续睡在婴儿床里吗？或者是时候改成小床了？并且，不论他是继续睡婴儿床还是睡小床，你怎么说服他在那里睡一整夜呢？

其实你可以通过尽可能地降低床垫（这样孩子就爬不出来了），让孩子在婴儿床里多睡几个月（当床垫处于最低位置时，侧栏的高度至少得有 65 厘米高）。另外非常重要的是，将床围和填充玩具都从婴儿床上拿走，因为孩子可能踩着它们爬出来；事实上，从一开始这些东西就不能放到婴儿床上。

一些家长会使用婴儿床帐篷（很容易买到），这能在婴儿床上制造出一个天花板。然而，这会增加孩子窒息和头被套住的风险。而一些孩子对此会感到不舒服，因为他们的行动被限制住了。

换床时的处理方法

当把孩子从婴儿床移到小床的时候，孩子开始几晚会有非常自由的感觉。幸运的是，大部分儿童对从婴儿床"毕业"感到高兴，非常愿意睡小床。然而，对于一小部分孩子，改换床铺的过程要慢些。最好的方法是继续保持睡眠常规，这一睡眠常规应该从孩子生下来就建立，并重复以下步骤：

1. 当睡眠常规完成时，告诉孩子应该一直待在床上，直到你来看她。

2. 如果她起来了，平静地把她领回自己的床上，告诉她必须躺在床上。

3. 当她回到自己床上后，简短地表扬她"你能躺在床上，是多么好的女孩啊"，之后离开房间。

4. 告诉她你会在晚上过来看她，对于一些孩子而言，这个保证能让他们安心。

奖励的"谢幕"票

早晨对整晚都睡得很好的孩子进行奖励，是一个鼓励孩子以后夜间好好待在床上睡觉的好方法。另外一种比较有用的奖励方法是使用票。在孩子睡觉前，给孩子一定数量的用来"谢幕"的票，第二天早晨的时候，没有用掉的票可以换成奖励。

但是不要自欺欺人地认为斗争已经结束了，要做好连续几个晚上不停重复步骤 1 和步骤 2 的准备。一晚上 20 次的"告别表演"是很常见的。总之，保持冷静，尽量低调地与孩子互动；这个过程应该是简短的，不要引入有趣的元素（就是要无聊的）。目的是当孩子待在床上睡觉不乱起来时，对孩子进行表扬，更加让孩子觉得有意思。就像广告里说的那样，孩子也会觉得，被注意总比被忽视好。如果孩子夜间从床上爬起来能获得额外的关注，即使是负面的关注，比如你生气了，她也会觉得有意思，会一遍一遍地从床上爬起来。相反，如果你始终保持气氛平静，甚至是有些无聊，那么孩子从床上起来的兴奋劲就会很快消失了。

对于孩子新出现的这些行为，要坚持一项准则，那就是一旦到了睡觉的时间，就应该待在床上，直到天亮，或者需要上卫生间时才能下床。避免鼓励孩子离开自己的卧室，比如允许孩子爬到你床上，或者和其他醒着的家庭成员玩耍。相反，应在孩子睡个整觉之后，第二天早晨对她提出表扬。

保证房间环境的安全

不论你想不想让他这样做，孩子总要爬下床，那么就要让他知道，只有在睡觉或者小睡结束后，爬下床才是被允许的。另外，你要尽可能使其房间更安全。当你还没买回新床的时候，把婴儿床垫放到地板上。把家具和大型玩具（比如摇摆木马）移出孩子房间，他们会因为在摔倒时撞上这些家具而受伤。你可能需要在房门上加装一个安全锁，防止他们在你睡着的时间四处徘徊。你还需要在楼梯的顶部安装一个门，预防孩子自己下床后从楼梯上摔下。给多屉橱柜安装儿童防护锁或者抽屉关闭带，这样孩子就不能把抽屉拉出来，当梯子向上爬了。

常见问题
与解答／

问：我 16 个月大的孩子把我的头发当成自己的慰藉物，当他在半夜醒来的时候，需要把手扎到我头发里才能入睡。我怎样才能让他学会自己安抚自己呢？

答：因为你的宝宝已经熟悉了你头发的质感和味道，他可能会更容易接受和这两种特征相似的慰藉物。可以试着给他一个小的毛绒泰迪熊或者其他毛绒玩具，或者给玩具穿上你的旧 T 恤。当他夜间醒来的时候，如果他很舒服，那么就不要打扰他，回到你自己的床上。你越把他抱起来走动，他越喜欢玩你的头发。

问：为什么我 16 个月大的孩子，每天晚上都在同一时间醒来？

答：孩子可能是因为习惯导致的夜醒。可能之前每天都在同一时间喂奶，他习惯了，或者他每晚都被有规律的声音或者灯光打扰。

儿童夜醒很常见，在 2 岁幼儿中，大约 30% 的孩子有夜醒表现。其实孩子不能自己再次入睡才是问题的关键。有时夜醒会发生在"昼夜节律有问题"的孩子身上，而这可能是家庭生活混乱、日常生活没有规律的表现，这样的话，包括什么时候睡觉、睡多久的孩子自己的作息时间表也是混乱的。

人体按照以 24 小时为周期的内部时钟功能（被称为昼夜节律）运

行，但是这个周期会被外部干扰所打乱，比如开灯、饮食或运动。一个昼夜节律紊乱的孩子即使最终能够设法入睡，但他可能在早晨很难醒来，并且从其行为上看起来也不像休息得很好的样子。

你的孩子可能因为睡眠联结而醒来。也许他之前习惯于被你抱着或者看着电视而入睡。

因此，如果孩子有这样睡眠被打断的情况，你该怎么办呢？如果他醒来或者难以入睡是因为声音或者灯光所致，那就进行必要的环境改变。这可能包括增加白噪声，改变家庭成员的活动（比如，看电视时安静一点，改一下洗澡的时间），装遮阳板以遮住阳光，让相邻房间的家庭成员声音小一些。检查一下孩子的睡眠常规，看看睡眠联结是否有问题。

如果睡眠联结存在问题，你可能需要给他一个新的睡眠联结。比如在就寝前，你要给孩子建立一个持续的作息规律，之后在孩子清醒的时候（理想的情况是他还有点困倦），把他放到婴儿床上，这样他就能学习自己入睡了。你也可以在他睡觉的时候给他一个柔软的玩具或者毯子抱着。开始时他可能会哭泣，你可以每隔大约10分钟回到床边看他一下，让他安心。但是如果你一直坚持，几晚后，他就能安然入睡，并且之后在半夜醒来，他也能自己入睡。

问：我的儿子现在5岁了，在3岁半的时候我们收养了他。他在床上时频繁地自慰。我们看书上说这是婴儿假性自慰。这仅仅是一个安慰自己的习惯，就像吃手一样，会随着发育消失，还是会发展成一种严重的精神问题？

答：自慰，也就是刺激生殖器，在男孩和女孩中都很常见。对于大部分孩子来说，自慰仅仅有些舒服的感觉。对于这种活动，家长们既无需阻止，也不需要太在意。但是，如果你儿子在公众场合刺激自己的生殖器，要告诉他，这种行为在公众场合是不合适的。

在某些情况下，过度的自慰或者公开展示生殖器可能是孩子情绪紧张、冲动控制不好、过度关注性或者没有得到情感慰藉的表现。有时，这可能提示孩子之前被性虐待过。家长应确保孩子没有接触过色情相关的刺激，也没有在家里接触到不合时宜的裸体。

如果孩子在活动中带有强迫性；或者他有情绪障碍的迹象，比如大便失禁、攻击行为、社交退缩；或者你担心其他孩子或者成人影响到你的孩子，向儿科医生咨询，他们会检查孩子，并给出合适的建议。

问：在 20 月龄的时候，每晚我儿子总是每隔 2 ~ 3 小时就醒来一次。他总是要喝果汁或者要吃些东西。白天的时候，因为他总是喝太多的果汁，根本就没有胃口吃饭。

答：你儿子可能是因为饥饿才醒来的。一些幼儿因为喝了太多的饮料，导致他们没有胃口吃饭。果汁虽然能填满孩子的胃，但是不能提供固体食物中的营养。每天孩子喝果汁的量不能超过 120 毫升，并且只在吃饭或吃零食的时候喝。在孩子口渴的时候，让他喝水而不是果汁，这样能让孩子的胃口好一些。不要再买果汁了，让孩子知道能用喝水代替喝果汁。你可以通过一些方式，在 1 ~ 2 周时间内把果汁停掉，比如每次孩子要果汁喝的时候，都比上次少给点，

并且逐渐增加稀释果汁的水量。给孩子的照料者明确的就餐时间和
餐间饮水的说明。

**问：我有一个 3 岁的儿子，每天晚上他都会进入我们的房间要和我
们一起睡觉。每晚我会把他抱回他的房间 3 ～ 4 次，最后我终于
拗不过他了，放弃了和他斗，就让他和我们一起睡了。有什么能让
我们睡个好觉的方法吗？**

答：你的问题说明你是知道答案的。就像你说的，你最后放弃和他
斗，这样，你实际上就告诉你 3 岁的儿子，坚持就是胜利。他知道
经过 3 ～ 4 次努力后，就能得到他想要的。要想重新调整孩子的行
为，你必须保持一致性，每次孩子从自己房间出来后，你都要把他
放回去。这可能导致之后数晚更不安宁，但是孩子最终会知道这样
做是没用的。如果你想在他到达你房间之前就阻止他，那么可以在
他房间的门上绑一个小铃铛，一旦他离开房间，你就能听到。如果
他异常固执，那你需要长时间保持清醒，使用"规律地移走椅子"
这种方法训练他。

Chapter 5

第5章

睡前常规和睡前仪式

　　睡前活动和其他行为，如吃饭、如厕训练一样，能让孩子掌握主动。如果孩子对常规活动做出了一个合理的改变，而你却坚持自己的方法是不合适的。你的工作是观察并把握边界，确保任何变化都是让孩子安静而不是刺激他。

怎么强调对于安静、规律的睡前常规的重要性，无论怎么强调都不过分，但我们并不想建议父母建立一个固定的常规，一成不变地坚持下去。让我们来谈谈多样化的睡前常规，而不是单一的。

凯蒂 4 岁，她的妈妈从来没有变更过作息时间表。晚上 6 点晚餐，6 点半洗澡，玩 15 分钟，不管困不困 7:15 熄灯。妈妈变得越来越不耐烦，因为凯蒂一再要求喝水，一会儿要求开门，一会儿要求关门，以及提出各种各样的问题。

城镇的另一端，迪伦，凯蒂的幼儿园同学，直到困得坚持不住了才睡，通常是在电视机前睡着。他的母亲早已放弃了夜间将迪伦安顿到床上的努力，宁愿把自己的精力用到忙乱的早上。她只是简单地在他睡觉的地方给他盖上毯子。

凯蒂的妈妈是不必要的严格控制，凯蒂 7:15 还没准备好睡觉。如果再给凯蒂 30 分钟阅读和安静地玩耍，她会更容易入睡并减少各种需求。

相比之下，迪伦的母亲从未真正试图让迪伦形成固定的睡前常规，而是让电视代替她做这些。**改变坏习惯，永远不嫌晚。**帮助迪伦在他的卧室里安静地上床睡觉，让晚上更有序，可以避免早上的忙乱。

睡前常规：让孩子掌握主动

每天你上床睡觉的过程可能会略有不同，这取决于宝宝看起来多累、是否准备好上床；然而基本元素应该是相同的。有时，当孩子经过了漫长的、丰富多彩的一天而筋疲力尽时，除去洗漱、换尿布和衣服、晚安吻，你可能会跳过睡前常规。然而，大多数情况下，你会发现一些活动会让孩子平静下来，包括洗个热水澡、安静的搂抱、听音乐、讲故事和祈祷。但是应避免可怕的故事和游戏或其他可能会造成过度刺激的活动，而且应关掉电视及视频游戏。计算机在睡前 1 小时左右关闭，和孩子进行平静、舒缓的交流。

当宝宝度过婴儿期，就可以通过快速清理玩具、归位书籍、使房间在早上来临的时候保持清洁，来开始睡前常规。就寝时间同样提供了许多一对一交流的机会。然而，**睡前并不适合与宝宝讨论使他焦虑的问题**，例如责备其坏行为或糟糕的学校表现。

虽然常规的某些部分，如读故事或玩游戏可能每晚会有所不同，但一些"不可或缺的"步骤应始终包含在内。比如让孩子刷牙或帮她刷牙（大多数孩子刷牙和使用牙线时需要密切监督和帮助，直到 8 岁左右，父母可能在很长一段时间内需要每天晚上和早上提醒孩子刷牙，直到孩子养成早晚刷牙的习惯）。如果她已经开始进行如厕训练或者已经开始学习夜间保持干爽，提醒她睡前最后一次上厕所。如果她需要什么来安静下来，可以考虑给她喝一点水。

宝宝睡前安抚指南

错误	正确
奶睡	在宝宝困的时候把他放在小床里
让宝宝在床上喝奶，会增加耳部感染和龋齿风险	在上床前喝完奶
睡前打闹	安静地玩
讲可怕或悲伤的故事	讲欢快的故事
睡前允许看电视或电子产品	关掉电视、游戏和计算机；唱歌或听轻松的音乐
睡前喝大量饮料和吃大量零食	允许喝一小杯水或热牛奶或小零食（比如米粉、饼干和奶酪、酸奶或水果）。睡觉前刷牙
一听见孩子的声音就冲进去	除非你听到孩子真正痛苦的哭声，否则给孩子几分钟，让他自己平静下来

睡前活动和其他行为，如吃饭、如厕训练一样，让孩子掌握主动。如果孩子对常规活动提出了一个合理的改变，而你却坚持自己的方法是毫无益处的。你的工作是监控事件，确保任何变化都是让孩子安静而不是刺激他，并留意时钟。你的职责是建议和监督，偶尔同意，不时否决。但要知道什么时候和如何灵活地保持一致。

订立规矩

当父母设定了适当但是严格的规矩后，孩子们不太可能去反抗。这适用于上床睡觉以及其他行为。和孩子一起玩耍，到了快要睡觉的时间就准备结束游戏。离上床睡觉时间越近，活动越应该向准备睡眠靠拢。**孩子应该遵循一种可预测的模式（例如，洗澡、换上睡衣、刷牙、读书），但不应该包括刺激性的活动（所以不应该开着电视、看视频游戏，或者其他刺激性游戏）。有了规律的、可预测的时间表，孩子会按就寝时间上床睡觉。**

一旦到了睡觉的时间，宝宝就要待在床上直到早上。把这作为一个基本规则，当然，会有一些例外，例如，宝宝需要换洗衣物，噩梦之后的安抚，或者有发热或呕吐等症状。偶尔，她在就寝时间时还不是很困，特别是当宝宝逐渐长大后。这时可以让她在床上玩自己喜欢的玩具或读自己喜欢的书来度过这段时间。然而，切记不要用可怕的故事、电视节目或视频游戏来度过这段时间。

寻找安慰

幼儿在入睡时，会吮吸拇指和抱着安抚物品，比如柔软的玩具、毯子来安慰自己。最终，仅仅靠吮吸拇指或是抱着物品就足够安抚孩子使其昏昏欲睡。孩子"找到"手指吮吸能很快让自己入睡。

如果你的宝宝在睡前烦躁，安抚奶嘴可能会有所帮助。然而，如果你使用安抚奶嘴，需做好在奶嘴掉出来的时候起床的准备，因为她自己无法找到。你不得不帮她找回奶嘴，让她能够感觉到它，然后把它放回到嘴里。一些家长发现在婴儿床里多放几个安抚奶嘴是有益的。而另一些人则发现这会使情况变得更糟，因为有的宝宝一旦发现了安抚奶嘴，就会完全清醒，不睡觉了。不管你要帮助宝宝找多少次奶嘴，美国儿科学会警告：不要试图通过把奶嘴系到宝宝的床上以及宝宝的脖子或手上来解决这个问题。这非常危险，可能会导致严重伤害甚至死亡。

从出生开始

形成一个按时上床睡觉的习惯永远不会嫌早。从宝宝出生的那一刻，就可以建立一个良好的习惯。白天，清醒、说话、玩耍的时间越来越长，通过睡前仪式结束一天：洗脸、洗手、洗屁股；给她换上睡衣，梳头发，抱着她，给她唱歌或给他听安静的音乐，等他昏昏欲睡的时候，把他放到婴儿床上。

即使宝宝几个小时后醒来喝奶，隔一段时间再次醒来喝奶，但这种节奏有助于帮助她认识白天醒着、夜间睡觉的规则。你喂她的方式强化了信息：白天在明亮光线下喂奶，紧随其后的是玩耍，然后打个盹；夜间在昏暗的灯光下喂奶，然后把她抱回到漆黑房间里的婴儿床上。

在开始的 8 周里，宝宝可能会喜欢听和看你向他描述的图画书里的内容。在这个年纪，他远不能理解一个故事，但是你们将享受这种亲密时光。通过这种方式，可以为之后的阅读习惯打下基础，帮助孩子培养"专注"这一珍贵的习惯。

睡前哭

对有些宝宝，哭好似是一种睡前消耗精力的方式，以及睡醒时变得完全清醒的一种手段。宝宝常常在父母离开其卧室说晚安的时候哭。让她哭出来，她不会持续哭几个小时。相反，她可能会哭几分钟，然后用手指或安抚奶嘴安慰自己，逐渐入睡。如果她持续烦躁不安，最好的处理方式是每 5 分钟左右出现在其房间的门口，安静地对其重复"晚安"或"睡个好觉"。这能让你的宝宝知道你就在附近，但玩耍和游戏已经结束，到了睡觉的时候了。记住这些很重要：有时让宝宝哭着睡觉，这并不会造成任何伤害，不需要担心。记住，你有一整天的时间让宝宝知道你有多爱她和多照顾她。晚上，她接收到这是睡觉时间的信息，在那些你让她哭的晚上，要帮助她学习如何安抚自己。这样她不会认为你抛弃了她，也不会认为你不再爱她了。她知道在白天你并非如此。换句话说，这不需要着急担心。

同样的道理，如果宝宝早晨醒来哭喊和烦躁，她可能不希望马上被关注，应给她一段时间让她自己醒来，这样她可能冷静下来，唱歌或者自言自语，安安静静地玩一段时间。然后，如果她还继续哭，把它作为一种准备起床的信号。

分离对第一个孩子的压力更大

分离焦虑问题对于第一个孩子和独生子女来说更明显，因为他们觉得自己是父母组合的一部分，所以很自然地更害怕分离会打破这个组合。这往往归咎于父母因为担心孩子缺乏经验而过于热切地去帮他们做事。在孩子的心中，睡觉就是这样一个分离。

当第二个孩子出生了，很容易让第一个孩子理解他在家庭中的地位，形成和成人相比不同的适合孩子的活动和行为的观点。第二个和后来出生的孩子通常（不是全部）没有那么强烈的分离焦虑，因为他们有哥哥或姐姐的表现支持。

学龄儿童的睡前常规

对学龄儿童来说，快速整理是睡前常规的一部分，比如把书和玩具收到货架，把衣服收到抽屉和壁橱。他们的房间不一定是完美的，但应是整洁的，在这样的环境中，能更愉快地休息和阅读或听音乐和故事，早晨能更顺利地找到需要的东西。

对于中学生来说，周末的例行常规没有平日上学时那么严格，周末睡觉时间可以晚一点。家庭里不同的孩子可以有不同的熄灯时间，这取决于他们需要多少睡眠。然而，尽管你的孩子第二天早上可能睡懒觉，特别是一些没有养成习惯的孩子，周末尽量比平时晚不超过1小时叫醒他。如果睡得太久，一些脆弱敏感的孩子只需要几天的时间就会调整其睡眠时相（觉醒/睡眠周期），很难回到原有的时间表。这样孩子在学校的表现会受到影响，因为他在上学的日子醒来时仍昏昏欲睡。

睡眠日记

尽管已经很努力，但孩子拒绝上床睡觉或其他睡眠问题仍持续存在，包括一致的睡眠常规。如果是这样，那么记录睡眠日记1~2周是很有帮助的。一些儿科医生要求父母记录孩子的睡眠日记来帮助诊断睡眠问题。父母使用日记每天记下以下问题的答案：

- ✓ 睡前我们做了什么？
- ✓ 睡眠常规持续了多长时间？
- ✓ 实际上孩子什么时候上床，躺下睡觉了吗？
- ✓ 父母离开后，她哭了多久？

✓ 睡觉之前有多少次"谢幕"（比如要喝的、请求额外的拥抱、上厕所）？

✓ 孩子夜间醒了多少次？

✓ 父母采取什么步骤来处理不睡和"谢幕"行为？孩子什么时候醒来？

✓ 早上醒来有多难？

✓ 白天打盹儿吗？

睡眠日记可以帮助父母和儿科医生查明哪些方面的行为需要关注，还有助于识别可能被忽略的小问题。

给孩子自由选择的权利：充分但不过度

如果不认真地执行，睡眠常规几乎会被无限期延长，无法达到想要的效果。孩子很快就会知道自己成为了主角，他可以明显拖延上床睡觉的时间。例如，他可能反复更换毛绒玩具，因为他找不到正确的联结让他困倦。或者他急需知道答案的问题不得不等到第二天早上才能得到，这也会一直让他保持清醒。

允许孩子在常规下有一定的自由度，但你要通过限制可用的选择来让事情在你的掌控下。例如，每天晚上允许他选择不同的毛绒玩具放在床上，但是限制数量：让他选择一个故事、一首歌，而不是一整本书或一张 CD。保持睡前常规时间不超过 30 分钟。

当孩子渐渐长大，你应该逐渐退居幕后，让他主导自己的睡前常规。在他的日常生活中提供这些机会，也是一种帮助他变得更自立的方式。

不再说"就这一次"

同孩子分离了一天的父母，很容易成为"软柿子"，在孩子"再讲一个故事""再玩一个游戏"或其他睡前活动的请求中妥协。

如果父母不太容易受到上述压力的影响，相比于容易烦躁、哭泣的小宝宝，让大一点的孩子遵守睡眠常规可能更顺利。

睡眠与气质

气质，或行为风格，是决定孩子和父母在特定情况下如何反应以及父母如何教养孩子的最重要的因素之一。婴儿基本的气质——随和或敏感，平静或易怒，通常在出生后几周开始显现。它强烈影响照顾者照顾孩子的方式，同样对孩子发展生活常规有重要影响，包括睡眠时间表。尽管气质有很大不同，儿童和父母之间鲜少有真正的不匹配。尽管没有确切的研究，但气质的不匹配，在养父母和孩子之间并不比亲生父母和孩子之间更多见。

尽管气质源于基因，但气质不像性别，气质不是一个固定的特点，它受到多种环境因素的影响而不断改变。气质天生的一些方面可能需要数年才能出现，就像其他的一些遗传性状的阶段性激活。随着时间的推移，孩子会通过改变影响其与他人关系的气质特征，来学习适应这个社会。例如，一个天生害羞的孩子会努力克服其沉默。

气质通过影响孩子和父母或照顾者之间的互动，来对睡眠习惯的养成和维持起作用。 这种影响主要有三个方面。首先，它影响父母回应孩子需求的方式。其次，它会影响环境因素对孩子的作用。最后，它会影响孩子对照顾的回应方式。正如睡眠专家所指出的："因为两者一直互相作用，所以往往很难确定引起睡眠问题的原因是特定的气质特征还是父母的行为。"

气质的相互作用可能会导致许多不同的睡眠问题。例如，那些试图满足孩子每一个需求的父母可能无意中会使一位紧张、敏感的宝宝陷入频繁夜醒、哭闹的恶性循环。如果父母不知道如何说"不"，宝宝会自然地经常推迟上床时间到不合理的长度。不管是哪种情况，结果都是一样的：宝宝没有得到充足的睡眠，注意力不集中，在学校学习很差，导致压力大，使其过度兴奋，更难入睡，更情绪化。

如果这看起来像是您家里的问题，咨询儿科医生对这种情况做一个评估。家庭治疗可能会对您有帮助。儿科医生可能会让您加入互助小组。

虽然误解可以发生在任何家庭，但真正的气质不匹配导致冲突不断是罕见的。成功的家庭是成员之间彼此欣赏和尊重各自的气质差异，互相努力，融洽相处。

克服问题行为

尽管个案需要具体分析，但儿科医生仍旧推荐了几个常见策略，来帮助父母和孩子克服问题行为。

1. 处理孩子的问题时，保持冷静和镇定。尽量不要做出情绪性和本能的反应，因为这通常是徒劳的。

2. 尽量不要把孩子的行为个人化。他许多让你心烦意乱的特点是天生的，他不是故意惹人厌的。避免指责或者自责。

3. 给影响到孩子的问题设置优先级。首先处理最紧迫的，然后按顺序处理余下的；一些问题可能在你解决之前就消失了。

4. 处理当下的问题，避免"假使……将会……"，不要试图遥望未来。

5. 客观看待自己的性格和行为，尝试设身处地地考虑孩子的情况。也许你能找到方法来调整自己的方式，使其更适合你的孩子。

6. 预测可能出现冲突的情况，尽量不要让其出现，即使出现也要把影响降到最低。当问题不可能完全避免时，要有心理准备去迎接困难的一天，并努力去做到最好。

7. 问问自己，对孩子的期望是否现实。如果他做得对，抓住每一个机会表扬他，强化你想鼓励的行为。

父母分居或离婚后孩子的睡眠障碍

美国每年有超过100万名儿童经历了父母离婚。对于这些孩子来说，很难继续保持一致的睡眠常规，因为他们的时间因为父母离婚或分居被划分在两个家。当涉及没有监护权的父母的周末和假期探望时，睡眠常规和其他基本时间表一样很容易被改变。然而，面对压力，一个孩子可能会至少有一段时间出现行为上的倒退。学龄前儿童或学龄儿童可能重新出现或第一次出现吮吸手指和尿床；对夜晚的恐惧可能会导致其很难入睡。大一点的儿童或青少年可能会行为孤僻，目中无人，或者过度取悦别人。在情绪压力下，儿童的睡眠障碍比如失眠或过度睡眠是很常见的。

两个家庭保持一致的睡眠常规

当孩子的居住地需要频繁改变，比如一周在爸爸家几天，在妈妈家又待几天，问题往往更难应付。在两个父母、两个家庭、两种不同的常规之间来回切换左右为难的孩子中，拒绝上床和夜醒等睡眠障碍非常常见。

不管监护权在哪一方，常由于两个家庭风格不同而导致冲突。举一个极端的例子，一对不允许灵活地安排吃饭和睡觉时间的完美主义父母和另一对无节制地让孩子吃零食、在电视前睡觉的父母有着激烈的冲突。只有善变的艺术家才能让自己每隔几天就做出这样完全的转变。然而，许多孩子被要求这样做，孩子还没有适应一个家庭，又必须调整自己来适应另一个家庭。困难源于无法形成规律的常规和父母之间合作的缺乏。为了帮助缓解这种情况，两个家里尽量放置一模一样的物品，特别是孩子喜欢的睡前玩具、书籍和音乐，防止由于匆忙或者遗忘导致睡眠问题。

父母一起努力，使孩子的过渡更容易。这需要离异的两父母密切地合作安排，甚至比他们同住一个屋檐下更密切。一旦家庭情况已经稳定，睡眠问题和其他症状会在几个星期逐渐消失。如果问题仍然持续，可以和儿科医生谈谈，他可能会建议转诊咨询并让加入一个互助小组。

保持沟通渠道畅通

孩子在父母分居或离婚后，往往出现更频繁的睡眠障碍。对幼童来说，这种睡眠障碍的增加是由于担心被父母遗弃的分离焦虑所致。"毕竟，"孩子可能会想，"如果一个父母已经离开家以求过得更好，有什么能阻止另一个做同样的事呢？"

不管你是有监护权的一方还是无监护权的一方，每次你把孩子留下给另一方照顾时，要让孩子知道你什么时候会回来接他，或者像下面这样告诉他："我下周五 6 点来接你"或"明天离开学校之前给我打电话"，如果你不知道确切的时间，告诉他一个大概："我会在家吃晚饭"或者"我今晚会回来但会在你上床后，我们明天早上谈"。

记住，孩子可以处理令人失望的消息，但是缺乏信息会让他们担忧，激发他们的想象力。事实上，他们知道的事实越少，他们虚构出的解释越复杂。如果让他们自己弄清楚各种情况，孩子们往往倾向于担心最坏的结果。

以下是美国儿科学会推荐的需尽早并经常告诉孩子的。

✓ 开诚布公地告诉孩子正在发生的事情。你说得越多，孩子会感到更舒心。

✓ 确保孩子知道父母离婚不是他的过错。

✓ 不要责备你的前夫或前妻，也不要表达你的愤怒。

✓ 对孩子提出的问题要有耐心。孩子可能会问"你为什么离婚？"或"你们还会在一起吗？"

家有"夜猫子"，你可以这样做

一些幼儿和学龄前儿童在完成睡眠常规后仍需要很长时间才能入睡，尽管他们自己和他们的父母尽了最大的努力。几乎在所有的个案中，这些孩子早上醒来得晚，而且很难唤醒，醒来后的一段时间内暴躁易怒。这些孩子中有一些是真正的夜猫子（他们与生俱来的入睡时间表就比别人晚）；然而，大多数是刚刚开始适应晚入睡的时间表。不管什么原因，孩子的入睡时间会变得越来越晚。而且如果没有努力使时间表保持一致，醒来的时间也会变得越来越晚。

设定目标叫醒时间与入睡时间

如果你的孩子也是这些"夜猫子"中的一员，你首先需要做的是保证你每天早上（甚至是周末）都在固定的时间把他叫醒。如果平常的叫醒时间与目标叫醒时间差得很远，你可能需要用几天时间完成这一过程。他可能会很暴躁，在白天的时候会很累。然后你就可以开始慢慢地提前他的入睡时间，直到达到目标入睡时间。控制光照量也有助于重置孩子的生物钟。在预定叫醒时间前 1 ~ 2 小时打开灯，打开窗户。你也可以在目标就寝时间前调暗灯光，关掉电视和视频游戏。

给晚睡者重新设定的建议时间表

第几天	睡觉时间
第 1 ~ 2 天	10:00pm
第 3 ~ 5 天	9:45pm
第 6 ~ 8 天	9:30pm
第 9 ~ 11 天	9:15pm
第 12 ~ 14 天	9:00pm
第 15 ~ 17 天	8:45pm
第 18 ~ 20 天	8:30pm
第 21 ~ 23 天	8:15pm
第 24 ~ 26 天	8:00pm

早起鸟（早醒者）与夜猫子（晚睡者）

所谓的"早起鸟"和"夜猫子"之间的区别，不仅仅是起床和睡觉的时间。由于昼夜节律受到激素分泌和温度的调节，夜猫子在晚上的时候总是处于最佳状态，并且总是很清醒。不管睡了多长时间，早上总是无法起床，并且很忙乱。当然，对于早起鸟来说，情况恰恰相反。尽管起得太早对幼童也是一个问题，但很少有父母担心那些有合理入睡时间、醒来时双眼炯炯有神、时刻准备玩耍的"早起鸟"。

如果你家里有一个"夜猫子"型的孩子，你会发现即使你非常严格地执行计划表，他也很难按你设定的就寝时间入睡。幸运的是，尽管许多成人也陷入这种模式，但孩子们在一定程度上更容易改变。

重要的是让"夜猫子"们保持每天甚至是周末按时起床，防止昼夜节律发生变化。平静而从容地遵守睡眠常规，建立一种睡眠让人放松、让人昏昏欲睡的睡眠联结。

改变睡眠时相：起床时间比睡觉时间更重要

解决"夜猫子"睡眠问题的一个方法是，改变他的睡眠时相，这样他觉得累了的时候，就能早点睡觉。然而，改变睡眠时相并不容易，而且不能一蹴而就。如果你让孩子晚上 7 点上床，可是他已经习惯在晚上 10 点入睡，那么他将不得不很无聊地在床上待数小时。这可能导致他不太喜欢躺在床上，相反，他可能把他的床看作是接受惩罚的地方，而不是舒适的避难所。

最好使用循序渐进的方式。把孩子开始醒来的时间作为基线，每隔 3 ~ 4 天，你要在此前的基础上提前 15 分钟叫醒他，直到孩子重新调整了他的模式，并且在你想让他睡觉的时候睡觉。例如，如果他通常在晚上 10 点入睡，早上 8 点起床。按这种新的时间表，第 1 ~ 2 天在早上 7:45 叫醒他，然后接下来的 3 ~ 4 天，7:30 叫醒他。最后一个晚上，他应该适应了在新的时间睡觉。然后继续进行每 3 ~ 4 天 15 分钟的改变，直到孩子在你计划的时间睡觉。对于这种调整，1 个月的时间通常就足够了。如果你在这一过程中碰到任何问题，千万不要放弃。在你达到的最新水平上多花几天时间，然后以此作为新基线，重新启动该过程。

记住，在改变睡眠时相以及调节昼夜节律方面，起床时间比睡觉时间更重要。一旦你调整了孩子的时间表，就保持固定的起床时间不改变，即使在周末。早晨的亮光也可以帮助保持唤醒的时间。

假期和外出过夜：保持正常的作息时间

要让全家人在假期中睡得很好，关键是要缓和一个人对新环境的新鲜感。在新环境中，让孩子有熟悉的感觉，他会感到安心一些。当然，你带他离开家时，最好要带上他的泰迪熊或小鸭子，或者别的他喜欢的睡眠"伴侣"。你也可以用孩子常用的毯子和枕头来让他有安全感。但是，即使你的孩子是一个婴儿，也不要低估她享受度假、享受环境变化的意愿。一个在家习惯固定常规的孩子通常也会适应变化，因为他相信，无论他在哪里旅游，他的需求都会被满足。

无论孩子年龄多大，尽量让她在假期时保持正常的睡眠／起床时间。如果假期涉及不同时区的旅行，那么就采用你到达时目的地的当地时间，但是要有额外的时间小睡一会儿，以弥补突来的疲劳。一旦你回到家，立刻回到你日常的作息时间。孩子们适应性很强。一旦孩子回到了他平时玩耍、吃饭、睡觉的作息时间，对其睡眠 / 觉醒周期中的任何干扰都可能在几天内消失。通常需要大约 1 天的时间来适应时区上 1 个小时的变化，例如，如果你到一个比你生活的地方晚 3 小时的地方旅行，可以预料到，当你到达那里时则需要 3 天的时间来调整时差。当你回到生活的地方还需要 3 天时间来调整时差。

特殊情况

节假日时的熬夜

在特殊的节日和家庭庆祝活动中，即使是最年轻的家庭成员也会熬夜。这意味着他们可能会错过平时的睡眠常规。一个孩子在度过了充满乐趣的一天之后，熬过了就寝时间，会变得过度疲劳和暴躁。在这种情况下，他很难放松下来睡觉。这时一个缩短的睡眠常规会更合适——一首歌，一个故事，一个抱着的毛绒动物玩具。

很多孩子在回家的路上就在车里睡着了，并由父母抱到床上继续睡觉。如果你预料到会这样的话，如果可能，在动身回家之前，先让他们洗漱，换上睡衣，刷了牙，孩子们会睡得更好。有些睡眠专家坚持认为，一旦回家，你就应该叫醒孩子，让他完成睡眠常规。然而，其他人却不同意。除非你面对的是一个性格异常执拗、适应能力差的孩子，不然，只是为了完成睡眠常规而唤醒一个熟睡的孩子可以说是自讨苦吃。

夏令时和冬令时

春季和秋季，在时钟被重置后的几天里，白昼时间的变化可能会打乱孩子的睡眠模式。当时钟在春天拨快 1 小时，就寝时间虽然早了 1 小时，但孩子可能仍会保持清醒。有时候，花几天时间逐渐改变就寝时间是必要的。

到了秋天，时钟再一次被调慢 1 小时，不需要采取特别的措施。你的孩子可能还没到睡觉时间就已经很累了。让他比平常早一点准备上床睡觉对他没有任何害处。最初几天他可能也会稍早醒来。但是如果你遵循一个固定的时间表，他很快就会回到正轨。

　　不管在秋天或春天哪个季节出现睡眠问题，请尝试 15 分钟的时间表（第 93 页）。另外，检查孩子卧室的光线水平，可以通过安装窗帘或增加额外的灯来进行必要的调整。晚上长时间的耀眼的光照可能会让一些孩子难以入睡，就像早晨的黑暗可能使起床变得更加困难。

常见问题
与解答╱

问：除非我的丈夫或我待在房间里，不然我 3 岁的女儿就不睡觉。她说她现在害怕，等她长大了再独自睡觉。什么时候孩子才能度过这个害怕的阶段？

答：只要有人能陪伴她，你的女儿就不会自己独立睡眠。当然，希望宝宝一下子做出这么重大的改变，这期望还是太高了。当你完成了睡眠常规，把孩子安顿在床上，告诉她爸爸妈妈有事情需要在另外的房间里做。（可以告诉她具体的房间，比如厨房、洗衣房，或其他房间。）你可以向她解释，你会留意她，5 分钟就会回来。如果她不满意这个计划，在她的房间里放一个时钟，告诉她指针指到哪里或者出现什么数字的时候你就会回来。离开房间，然后在正好 5 分钟的时候回来，不迟不早。如果她哭或是喊你，在房间外面回应她，但直到 5 分钟到了再回来。等你回来时，夸奖她一直待在床上，可以拥抱她，但别让她离开床。然后再重复这个过程，可以时间长一点。接下来的几个晚上坚持这样做。

你可以在另一个房间做些耗时的工作（"打零工"），但仍旧按你承诺的时间短暂地回到你女儿的卧室，即使你认为她已经睡了。她一开始可能会抗拒你离开。但当她对你会回来这件事情充满信心时，她会放松，昏昏欲睡，最终入睡。

问：我的儿子 2 岁半，一直和妈妈或爸爸睡一起。现在我们试图打破这种习惯，让他自己上床睡觉。问题是，他哭到噎住，几乎呕吐。怎么办？

答：我们不建议你把孩子扔下，让他哭到筋疲力尽睡着了。恶心和呕吐本身是无害的。但有些孩子故意呕吐，发出呕吐的声音，因为他们知道这是一个引起父母关注的捷径。孩子发生几次非常轻微的恶心和呕吐时，虽然给你带来麻烦但是你必须忍受，这样孩子才能达到自己安抚自己的目标。

通过遵循规律的睡眠常规，能够让你们在这段必要的过渡时期少一些不愉快。可以尝试"打零工"的方法逐渐过渡（参看 96 页），或者在宝宝房间安静地坐着或者坐在房间门口的椅子上，让他在昏昏欲睡的时候仍能看见你。你可能需要连续几个晚上遵循相同的过程，逐渐把椅子移得远一些，直到建立新习惯。

问：我们 3 岁的儿子拒绝一个人睡，大多数晚上，他跟我俩在晚上 9:30 ～ 10:00 上床，但他拒绝睡觉，不停地告诉我他想玩，想让我和他起来看电视，经常大叫，吵得我们的耳朵嗡嗡响，因为他不想熄灯。这很麻烦，因为我需要早上 5 点起床，7 点上班。我儿子拒绝午睡，他在该睡觉的时候只是象征性地把眼睛闭上一会儿。如果保姆试图让他白天睡觉，他就尖叫，他不想睡，他想玩。我们 6

岁的女儿没有这个问题，她晚上 8 点到自己的小床上睡觉，但她会在半夜和我们挤在一起睡。我们怎样才能帮助孩子自己睡觉呢？

答：孩子们最高兴的是他们知道谁占主导地位和你们的限度是什么。你的儿子 3 岁，还太小，还不知道什么是对自己和家庭最好的；然而，因为他不确定你的底线，所以他不断试探。是到了制定和执行规则的时候了。你和你的丈夫必须达成一致的计划，并遵守。这样做，你不仅会帮助孩子睡得更好，同时你也教会了他们要考虑他人的需要和感受。除非你做到这一点，不然你的儿子将很难和小伙伴一起玩耍，很难适应学校生活，甚至将来很难适应社会。

首先，告诉孩子，从现在开始，每个人都睡在自己的床上。这将让每个家庭成员得到他们需要的睡眠，以便在白天工作和玩耍。孩子夜里起来时，要保持冷静，引导他们回到自己的床上。记住，你的儿子会将你们的生气、教育等所有带有情绪的关注视作一种奖励，所以不要生气，默数到 10，理性地、不带情绪地和他交流。

第二，建立看电视、视频游戏和玩电脑的新规则，比如一天之内盯着屏幕的时间最多不超过多长时间，而且只在白天看。而且应该选择适合孩子观看的节目，充满暴力的节目和游戏一定要杜绝。如果必要，为了执行这个新规矩，把电视移到不方便观看的位置。如果孩子的卧室里有电视，把它移到另一个房间。并应防止他拿到电视遥控器等设备。

第三，当孩子晚上想玩的时候，告诉他这不是游戏时间，是睡眠时间。可以让他拿一本书和一两件毛绒玩具在他的床上安静地玩。在他的房间留一盏夜灯，试一试"打零工"的方法（第 96 页），让他待在他的房间（确保孩子的房间内没有易碎物品或危险物品）。

在做这些改变的时候，你可能会忍受几个晚上的哭闹和干扰，但如果你是平静和始终如一的，那你的孩子们将遵守新的规则，整个家庭成员将享受更好的睡眠，处于更愉快和宁静的气氛中。

最后，不要害怕定规矩；孩子们需要规矩。儿科医生可以提供关于父母效能训练的信息；许多机构有相关项目帮父母提高技能。

问：我 5 岁的儿子起得太早了。他的就寝时间是晚上 9 点（为了推迟他醒来的时间，我们努力把他的就寝时间从晚上 8 点改到 9 点），早上 4 ~ 5 点之间醒来，但是很快他就很累了。更糟糕的是，在幼儿园，他被分配到一个在下午 12:30 开始上课的班级。他很易怒，有时表现得很有破坏性，还时常想在上课期间打个盹。我们在他的房间里安装了深色的遮光帘（当他醒来时，房间里还很暗）。我们不知道还能做什么。我们应该让他再晚些睡吗？

答：你孩子的作息时间表与他的昼夜节律不匹配，他试图通过在学校打个盹来弥补这一点。对于他应保持固定的睡眠常规，但是每隔 1 ~ 2 天，就将就寝时间向后推 15 分钟，直到他早上开始睡懒觉。与此同时，试着让他在早上做一些安静的活动，这样他中午就不会累坏了。

如果你连续坚持这个计划几个星期，你儿子的睡眠时段（一天 24 小时内他花在睡眠上的时间）应该有所改变，会在早上醒得晚些。如果没有效果，咨询睡眠专家可能会有所帮助。

Chapter 6

第6章

双胞胎和多胞胎的睡眠管理

当你怀了2个或3个、甚至更多的宝宝时，出现睡眠问题的可能性将会成倍增加，应对的挑战也是如此。你可能会惊奇地发现，你的每一个孩子都有不同的气质和性情——其中一个可能比他的孪生兄弟（姐妹）睡眠好得多。对一个孩子奏效的策略，针对另一个可能就需要调整。幸运的是，你在睡眠等事情得以控制的情况下，会收获双倍的愉悦感和成就感。

大多数与多胞胎有关的睡眠挑战出现在宝宝出生后的第一年。第一年之后，睡眠就变得越来越容易了。

多胞胎，曾经罕见，现在很常见。同卵双胞胎（从一个受精卵发育来的两个孩子）的比率保持不变。但是异卵双胞胎和三胞胎（multiple-egg）的比率正在飙升，这部分得益于一次移植多个受精卵的治疗。同时这不完全是体外受精，同样也有促排卵药的作用（如克罗米芬）。结果是，多胎生育的数量比 1990 年增长了 42%，比 1980 年增长了 70%。

和单胎足月的孩子相比，一次怀上的宝宝数目越多，宝宝越有可能早产且更小。因为这个原因，很多双胞胎或多胞胎的睡眠模式与那些早产儿和低出生体重儿一样。此外，多胎宝宝发生婴儿猝死综合征和其他意外睡眠死亡的风险更高，所以在其 1 岁以前遵循安全的睡眠指南特别重要。

当你怀了 2 个或 3 个，甚至更多的宝宝时，出现睡眠问题的可能性将会成倍增加，应对的挑战也是如此。你可能会惊奇地发现，你的每一个孩子都有不同的气质和性情，比如其中一个可能比她的孪生兄弟（姐妹）睡眠好得多。对一个宝宝奏效的策略，针对另一个则可能需要调整。幸运的是，你在诸如睡眠等事情得以控制的情况下，会收获双倍的愉悦感和成就感。良好的睡眠习惯只会对你刚刚扩充的整个家庭成员的情绪和身体健康有好处。

宝宝的生长和发育需要适当的睡眠，同样重要的是，作为父母，你也需要充足的睡眠来成功应对家庭成员增加所面临的挑战。不管你在孩子出生之前有多独立，这都是一个很难独自面对的时候。不要害怕寻求帮助。你的另一半对于如何帮助婴儿建立睡眠时间表，可能需要具体的指导。父母一个晚上有 6 小时不被打扰的睡眠会让他更好地处理第二天的事情。不要认为你的伴侣会本能地知道需要完成什么；在婴儿这个阶段，夫妻间的良好沟通是非常重要的。你的家人和朋友会很乐意伸出援手。与此同时，你可能需要更多地向儿科医生寻求建议和支持，不要犹豫。

第一个目标：统一双胞胎的作息规律

你把双胞胎或多胞胎带回家的第一个目标是让他们在同样的时间吃奶、玩耍、洗澡、穿衣，以及最重要的——一同睡觉。虽然这不是医学上的需要，但这肯定会让你的生活更轻松一些。新生儿通常每天需要 14 ~ 16 小时的睡眠，但这些睡眠时间从早到晚被分成很多次的零星小睡。因为对于新生儿，进食和睡觉是其两种主要的活动。作为父母，你可以利用睡眠和进食来调整其时间表。

以下是 2 ~ 3 个月的婴儿所需睡眠量的一般指导原则。

✓ 夜间睡眠应该持续 9 ~ 10 小时。然而，别指望这 9 ~ 10 小时是不间断的睡眠！

✓ 除了夜间睡眠，婴儿其余的睡眠时间约 5 小时，在白天分成 3 次小憩。

正如你所知道的，多胞胎可能早产，他们可能比一般的婴儿要小，所以在夜间他们可能需要喂养更长的时间。但是当体重增加时，他们最终会独自睡整夜觉，这意味着他们一次可以睡 5 ~ 6 小时。所有的婴儿最终都会这样。一旦多胞胎婴儿体重到了 12 磅（约 5.4 千克），他们的胃容量会增加，就不需要半夜进食了。

最初，婴儿醒着的时间通常只有 90 分钟左右。因为他们都有自己的性格，所以如果双胞胎中的 B 总是先醒过来，不要感到惊讶。但是当一个宝宝醒来吃奶的时候，也要将另一个宝宝叫醒吃奶。同时喂他们两个（可以通过双胞胎喂养枕，很容易在网上买到）简化了看护的任务（或奶瓶喂养的婴儿一起进食）。不要对总是把双胞胎中的 A 叫醒而感到愧疚，随着时间的推移，他们会自然而然地在相似的时间醒来。

喂奶后，需要把宝宝抱起来拍嗝。接下来就是玩耍时间、俯卧时间、换尿布，这样很快就到了下一次小睡的时候了。尽量让双胞胎在同一时间重复这些日常的活动，这同样可简化看护的任务，让自己保持头脑清晰。

儿科医生可以给你额外的建议，告诉你在一天中如何充分利用时间，做好每天 24 小时循环中所需要做的每件事。如果你建立了常规，要确保你为双胞胎都建立了时间表（更不用说你的配偶、其他孩子、你自己了）。如果双胞胎可以独自入睡的话，那你可以给帮助双胞胎建立睡眠常规，你会发现你有额外的 1 ~ 2 小时来享受这种新改变。同时你也发现这个常规可以帮助你统一双胞胎的作息时间表，让他们一起小睡、一起吃饭，帮助你节省能量，让你没有那么疲惫，可以更从容。

当宝宝继续长大一点，要抓住时机和他们沟通，告诉他们晚上时间是用来睡觉的。当你去婴儿床给他们换尿布时，要保持灯光昏暗。夜间喂奶时，尽可能少影响他们，喂完后将他们留在婴儿床上，这样他们就可以自己睡觉了，直到他们不再需要夜间进食。到 9 个月大时，你的宝宝就会发展出所谓的客体恒常性，也就是说，他们意识到即使你不在他们的视线范围内，你仍然存在。这让他们在你离开他们的房间时更容易睡着。

对于不止一个孩子的父母来说，找时间睡觉是一件非常具有挑战性的事情。这时可考虑找一些可靠的照顾者，包括可靠的保姆。每天工作几个小时，在别人照看孩子的时候打个盹。朋友和亲戚会很乐意帮忙的。当有人提供帮助时，不要害羞，要问他"你什么时候能来"，同时记录下帮助者到来的时间，并电话确认。否则你会发现某一天你得到了太多不需要的帮助，而第二天却只能全靠自己。最终，当孩子们进入一种常规的日常生活并学会自我安抚，就不需要额外的帮手了。

双胞胎的夜醒

双胞胎父母普遍害怕的是，当一个孩子开始哭时，另一个孩子会跟着哭。因此，有的父母倾向于在 A 宝宝一开始呜咽的时候就冲进卧室，抱起他安抚或者喂奶，让他保持安静，避免吵醒 B 宝宝。这样做的风险在于，如果一个婴儿会比另一个哭得更厉害，你过快的反应可能会导致孩子的睡眠 / 觉醒问题，如果你选择抱起他来安抚他，或者提供一个不定时的不必要的喂养，他可能养成每天晚上在同一时间醒来的习惯。

令人惊讶的是，许多双胞胎和多胞胎并没有因为其中一个哭泣而醒来，至少在最初的一年里是这样。大多数时候，一个婴儿哭泣，而另一个仍在睡觉。也许只有在第一个孩子安静下来的时候，他才会醒过来。然而，如果你有 2 个以上的宝宝，至少有 2 个宝宝同时醒来的机会则大得多。当夜间进食阶段结束后，夜间醒来的多胞胎最好按照针对单个孩子的建议进行处理。

如果一个或多个婴儿需要换干净的尿布，那就尽可能减少干扰。比如把房间灯光调暗，尽可能轻柔地说话，如果可能，就在婴儿床上换尿布，如果你不得不把他从婴儿床中抱出来，一换完尿布，就把他放回婴儿床。当所有的婴儿都需要换尿布，换完后尽快把灯关掉，这样孩子们就知道该睡觉了。一种白噪声机器或是一个往墙上吹的风扇可以减弱外面的声音，同时还能发出信号，提示睡觉的时间到了。

要是一个健康的、超过 3 月龄、体重超过 12 磅（约 5.4 千克）的婴儿在关灯后还会哭的时间比较长，要怎么办呢？首先，对于单胎的宝宝，5 ~ 10 分钟的哭泣被普遍认为是可接受的，但是对于多胞胎宝宝，如果你担心会吵醒另一个宝宝，这个时间要短一些。当婴儿哭泣的时间到了，不要开灯，走向他，轻轻拍拍他的背或安抚他，悄悄告诉他到睡觉的时间了，然后再次离开。再次回去看他是必要的，但一定不要抱起他。另外，如果是一个体重不足的早产婴儿，夜间需要喂养，则你（或照顾者）必须要喂他。

当不止一个宝宝醒来哭泣时（除非你有意识地唤醒了一个宝宝，让他们两人可以一起吃饭），对一个人来说工作量有些大。就像我们已经指出的，父母可以偶尔雇佣看护者，包括夜间看护。一些幸运的家庭祖父母或其他亲属有时间，并且愿意伸出援手。然而，在大多数家庭中，父母最终必须找到最好的处理方式。这不是一个家长退缩的时候，说什么"该你去了，我上次去了"。这个令人筋疲力尽的阶段最终会过去，但夫妻之间良好的沟通和合作的态度会让事情变得更容易。

一荚之豆

一位母亲很关心她的双胞胎女儿的个人特征。她煞费苦心地不让她们穿同样的衣服，给她们剪了不同的发型，在她们蹒跚学步的阶段，就鼓励她们结交不同的朋友，参加不同的约会。独自去睡觉和学习自我安抚技巧是培养个性化的一部分。在 5 岁时，女孩们在大多数方面都享受独立，但她们会恳求她们的父母，直到父母同意把她们的双人床放在一个单独的房间里。

双胞胎需要分房睡吗

过了最初几个月，你必须解决一个问题，那就是你的双胞胎或多胞胎宝宝是否要有单独的卧室（如果家里空间允许的话）还是共享一个房间。在这个问题上有两种看法。一种是坚定认为孩子应该有独立卧室，父母认为他们应该从一开始就把自己看成个体。这样的父母通常会在孩子们关心的各个方面保持"独立但平等"的政策。

这种方法存在的问题是，即使孩子们的作息时间是一样的，你也可能不得不在某种程度上错开就寝时间。一种解决方案是在夜间的例行程序中，交替使用房间（和不同孩子睡在不同房间）。如果父母在睡觉的时候都有空，他们可以分开照顾孩子，给每个孩子一些一对一的关注。或者，也许一个助手可以在睡觉前帮忙。许多多胞胎家庭都很享受一对一的睡眠常规，看护者在宝宝各自的房间里讲他们自己的绘本故事（不一定要在卧室，甚至可以使用客厅）。这种做法不仅能建立家庭成员间的感情纽带，也能帮助每个孩子建立自尊，同时还能提高孩子的读写能力。

然而，在婴儿早期，故事时间和其他的睡眠常规和仪式可以让两个孩子一起，选择一个比较中立的地方进行，例如客厅，孩子们在真正上床睡觉的那一刻分开。另外，许多父母更喜欢把双胞胎或多胞胎的孩子放在一起，因为当他们认识彼此时，他们知道他们可以互相安慰，而不是要求父母。

有时候，一旦宝宝习惯了彼此的陪伴（最早可以在 4 个月大的时候发生，一般会在 6 ~ 9 个月大的时候），他们可能会为对方哭，晚上拒绝被分开。即使现在他们已经分开睡，但至少在 1 ~ 2 年内他们可能想要睡在一个房间。在他们准备好之前，最好是顺着他们，让他们睡在一个房间里的两个婴儿床或两张小床上，而不是坚持让他们分房睡。

另外，双胞胎共享卧室往往会带来一些独特而美妙的体验。在睡觉的时候，父母对宝宝说晚安，关上门，大一点的双胞胎宝宝（比如 7 ~ 10 月龄）经常会用他们早期的交流方式互相"交谈"。你的双胞胎或多胞胎宝宝互相交谈的声音，甚至是在这么小的年纪，这真是一种不可思议的珍贵的感觉。

通常情况下，多胞胎宝宝家里的卧室不够宝宝们分开住。如果孩子们分住在 2 ~ 3 个卧室，每隔几个月换一下床是不错的主意，可以让孩子们享受夜间改变同伴的乐趣。您还可以据此确定最佳组合，来保证每个人都有一个安宁的夜晚。举个例子，某两个孩子组合在一起可能会很兴奋，但如果将他们分开来并其他兄弟姐妹重新组合，他们可能会很安静，无论年龄是否相同。

分离焦虑

双胞胎和多胞胎宝宝同样会经历夜醒的阶段，就像单胎宝宝一样。然而，尽管很少有关于多胞胎孩子分离焦虑的科学研究，但多胞胎或双胞胎宝宝的家长仍坚持认为他们的孩子（晚出生的那个）看起来不如单胎的宝宝分离焦虑明显，特别是与单胎头产的宝宝相比。

双胞胎的睡眠安全

在学步期或学龄前双胞胎宝宝相比独生子女会更早地放弃白天的小睡。如果一个比另一个睡的时间长，你可能需要不断做一些尝试来防止互相干扰。也许可以让一个孩子睡在他平常的卧室里，而另一个孩子则睡在兄弟姐妹或父母的卧室里，这样他们就不会互相打扰了。

实际上，任何孩子包括学龄前的双胞胎都不会突然停止午睡的习惯，而是先过渡到看图画书或是玩喜爱的毛绒玩具（不是看电视）这样一个小时的安静时间。但是这可能需要一些技巧并且照顾者要一直在场保证这一安静的时间不会变成游戏时间。

另外几个要点：当双胞胎长大了，他们就会从婴儿床上爬出来。你需要为这一天做好准备。可考虑把他们的婴儿床床垫放在地板上以确保安全，直到你决定为他们购买幼儿床或一对单人床。

当双胞胎变得更灵活，能够从他们的床上爬出来，在卧室到处活动的时候，需要在卧室安装一个压力门。在你的宝宝能够离开婴儿床之前就这样做。你的首要任务是保证他们在其房间里全天安全，而不是让他们在房子里乱走，让自己处于危险之中。

关于双层床

孩子们喜欢双层床，但它存在危险。在上铺的孩子可能会掉下来，如果上铺倒塌的话，下铺的孩子就会受伤。无论如何，如果你接受这些风险并决定安装双层床，可采取以下预防措施保证孩子安全：

1. 不要让一个小于 6 岁的孩子睡在上铺。小于 6 岁的孩子不能安全地攀爬，也容易从上铺掉下来。

2. 将双层床安放在墙角，这样两边都有墙。这不仅有助于支撑床，还能起码从两个方向防止孩子从床上摔下来。

3. 确保上层床垫适合床架，不能超出床边。

4. 把梯子固定在上铺。放一个夜灯，让孩子能看到梯子。

5. 在上铺安装护栏，护栏和床铺的空隙不超过约 8.8 厘米（3.5 英寸）。以确保当床垫被孩子的体重压下时，你的孩子不会从护栏翻滚下去。如果有必要，可以更换床垫或者在旧床垫下再放置一个厚垫。

6. 检查床垫是否被板条支撑住，并将其固定在两端。只有床架或无背板的板条支撑的床垫可能会掉到下铺。

7. 如果你把上下铺分成两张床，就要把所有的钉子、连接装置都移走。

8. 为了防止孩子们掉落并避免床体结构变弱，不要让孩子们在床上跳跃或打闹。

新的挑战

双胞胎在成长过程中，会一直面临新的挑战，但是他们都可以应付。一旦双胞胎到了 3 ～ 4 岁，他们每天应该总共睡 12 小时。他们可能觉得不再需要小睡（通常 2.5 ～ 3 岁），除非那天晚上睡得特别晚或者早上起得特别早。有时候，仅仅是鼓励他们在中午安静一会儿（1 小时左右），就能让他们在接下来的时间里充满活力。如果他们白天有大量的锻炼和其他活动，那将有助于确保他们晚上睡得很好。每天累计 30 分钟的活动，会让孩子们在晚上入睡变得更容易。不过，要记住，如果他们累过头了，他们在入睡的时候可能会遇到麻烦。

如果你的孩子在就寝时不想睡觉，一些儿科医生建议你制定一个睡眠奖励的贴纸日历。孩子们可以用贴纸和日历记录他们的进步，每次他们安静地入睡时，日历上都贴一张贴纸作为奖励。"例如，在挣得 5 个贴纸之后，孩子获得了一个小奖励（你的当地一元店是一个选择这样的奖品的绝佳地点）。然后提高奖励，增加换奖励的贴纸数量。如果能帮助每个人睡整夜，一个小小的友好的竞争将是一件好事。"

常见问题
与解答 ╱

问：我刚发现我们的孩子将会是双胞胎。我们唯一可以布置的房间非常小，我不知道我们怎么能把 2 个婴儿床放进去。让他们睡一张婴儿床，合适吗？

答：为了安全起见，我们建议每个孩子有一个摇篮、婴儿床或小床。将他们放在两个单独的小床里，宝宝不只会睡得更安全，也会更舒服。这也同时降低了他们之间交叉感染的概率。睡袋睡衣，或者当婴儿稍微大一点的时候穿绒里的连体衣会比保暖的毯子更好；将柔软的被子和毛绒玩具远离婴儿，以避免婴儿猝死综合征风险。

也许，在双胞胎出生之前，你可以重新布置你的空间。例如，可以利用门厅的一部分空间或将壁橱的门移走以扩大空间。在孩子小的时候，你可以考虑使用便携式婴儿床或游戏垫，因为它们占用的空间更小。如果婴儿床是并排放置的，或者尾对尾，宝宝可以看到彼此，无论是醒着还是睡觉，他们会在彼此的陪伴下茁壮成长。

记住，不管你使用什么婴儿床，都需要符合 2011 年 6 月生效的美国消费品安全委员会（CPSC）的新标准。在这些新标准下，在美国生产和销售的婴儿床必须遵守安全条令，禁止使用侧栏能放下的婴儿床，并加强婴儿床板条和床垫的支撑。更多的信息，参看美国消费品安全委员会的网站（www.cpsc.gov.）。

问：我的双胞胎在 3 个月后就要出生了，我已经开始失眠了，担心我在夜间喂奶时，不知道如何应付两个宝宝。我喂一个，另一个怎么办？ 如果他们同时哭，怎么办？

答：喂养双胞胎需要一些特殊的策略。现在是时候和你的儿科医生谈谈了，他们会给你提供一些关于新生双胞胎夜间喂养的有用建议。你的儿科医生也许会建议你与哺乳顾问联系，比如受过专门训练的护士或其他保健专业人士，他们在帮助多胞胎母亲准备母乳喂养方面经验丰富。为了更方便，有时会建议一个由妈妈亲自喂奶，另一个由看护者帮助瓶喂。通过这种方式，宝宝们轮流吸母乳，而爸爸也有机会参与夜间护理。固然要做好准备，但也不要杞人忧天。当问题来的时候，你会处理得很漂亮的。

第7章

学龄前儿童（3～5岁）
的睡眠管理

　　大多数学龄前儿童（3～5岁）在晚上
7～9点之间准备睡觉，如果午睡短暂或没
睡，晚上可能睡得更早，他们会一直睡到早
上6点半到8点。在3～4岁的时候，一些
孩子的小睡会越来越少。

在学龄前的儿童中，睡眠不足是很少见的，因为大多数孩子都有能力在任何时间或任何地点睡觉，以弥补睡眠不足。如果在这个年龄段有睡眠问题的话，更有可能是时间安排上的问题：一个孩子白天小睡的时间太长，晚上会保持清醒，或者是其睡眠时间与家庭其他成员的睡眠时间不同步。

到 3 岁左右，你可能会喜悦地发现孩子典型的叛逆和喜怒无常好了很多。总的来说，学龄前这几年孩子的行为特点是平静与探索或叛逆交替出现。你的孩子需要通过抵制成人包括父母及看护者日常生活的束缚，如吃饭、穿衣、睡觉等，来衡量自己在家里的地位和他控制外界环境的程度。这都是他在成为一个独立个体的漫漫长路上的一部分。为了给孩子一种掌控感，在睡觉前让他做选择，比如，穿哪件睡衣，读哪本书，哪个毛绒动物可以放在床上。

大多数学龄前儿童（3 ～ 5 岁）在晚上 7 ～ 9 点之间准备睡觉，如果午睡短暂或没睡，晚上可能睡得更早，他们会一直睡到早上 6 点半到 8 点。在 3 ～ 4 岁的时候，一些孩子的小睡会越来越少。

学龄前儿童大体上每天都在忙碌和活跃。大多数孩子在 5 岁时就会放弃白天的小睡。有些孩子在第一次停止午睡的时候，需要把晚上就寝时间提前。可以告诉他们，当他们在晚上感到入睡困难的时候，可以准备放弃午睡。尽管孩子在睡觉前大多会尝试抵抗或拖延战术，但大多数学龄前孩子会在晚上睡 10 ～ 12 小时。对绝大多数学龄前儿童来说，夜醒是不常见的。然而，这时易感儿童容易出现睡眠障碍，如梦游或夜惊。

睡眠模式的影响因素

在每个年龄段，儿童的睡眠模式都受到发育、生物因素和情感因素之间相互作用的影响。

在学龄前这几年，孩子开始出现反复、延长发作的非快速动眼（REM）睡眠（非做梦），整夜伴有从非动眼睡眠过渡到动眼睡眠阶段的部分觉醒。非快速动眼睡眠期包括几个阶段——昏昏欲睡、浅睡眠和深睡眠。在非快速动眼睡眠期没有做梦，孩子几乎不动。异态睡眠的几种情况，如梦游、梦呓和夜惊，被定义为局部觉醒，在这个年龄段很常见。有些孩子在过度劳累或处于情绪压力时期，如家庭变故或学校考试，会有更频繁的局部觉醒。孩子们早上通常不记得这些情节。

噩梦发生在快速动眼睡眠期，与非快速动眼睡眠的局部觉醒无关；孩子们常常可以描述做了什么噩梦。噩梦在学龄前儿童很常见，也可能是由情感创伤和压力引起的。

睡眠质量由什么决定

考虑一下可能在孩子的睡眠中起作用的其他因素。比如你安排的时间表是否可能与她自己的生物钟相冲突，或者她是否与自己的生物钟同步？

你可以通过调节孩子的睡眠时间来帮助她睡得更好，这可以帮助她恢复体能，并养成温和的性情。一定要关注你家的学龄前孩子和她的日常"昼夜节律"，看看她是否昏昏欲睡。如果你鼓励她在昏昏欲睡的时候睡觉或休息，那么她的睡眠模式很可能与其内在节律相匹配。但是，你如果试图让她太早或太晚入睡，其实并无法使她获得优质的睡眠。要记住，**孩子的睡眠质量主要取决于她什么时候睡觉，而不是她睡了多长时间。**

那么你如何判断你家的学龄前孩子是否得到了足够的休息？在一天结束的时候，要留意她，如果她看起来很友好，适应力强，并且很有活力，那么很可能她睡觉的时间是合适的。但是，如果她变得极度活跃或易怒，说明她随着一天逐渐结束而越来越疲惫，而她的睡眠不足也在加重。

其他解决睡眠问题的方法

作为父母，无论你问与不问，都会被大量的建议所淹没，比如如何更好地让你家的学龄前孩子吃饭、走路、说话、接受训练，以及睡觉。不过，作为家长，你是最了解孩子需要的，知道如何根据他的性格气质来帮助他。

你应该感谢朋友和亲戚善意的建议，但是你最应该从你的孩子——那个最知道如何处理这些本能的人那里得到启发。你很快就会找到适合你和孩子的方法，并且让他按自己的节奏发展。和其他问题一样，孩子的儿科医生也是一种很宝贵的资源。

不想睡觉：可以通过闹钟来定时

当学龄前儿童总不想上床睡觉时，可以通过扮演"计时员"的角色来解决麻烦。把时钟放在孩子的房间，告诉他，你和他待在一起，直到"短针指到 8，长针指到 9"或者"数字是 7 4 5"（或者别的你选择的时间），而且在时间临近时完成睡眠常规。你甚至可以为他的就寝时间设定一个闹钟，这样他就不会对就寝时间有什么疑问了。

和钟表相比，你的孩子可能更喜欢厨房定时器，间隔 5 分钟、10 分钟、15 分钟响起铃声。计时器的方法有两个好处：是时钟公正地说睡觉的时候到了，而不是家长；而且它还会提高孩子对数字和时间的理解。

对于各种睡眠问题，并没有单一的答案，在不同的时候可能需要用不同的方法来帮助孩子克服某一障碍。例如，我们建议孩子们应该在自己的床上睡觉。但这种指导在许多家庭会被偶尔搁置。在一段时间内，父母可以和生病或者做了噩梦的学龄前孩子睡在一起，但是根据其年龄，疾病恢复或噩梦过去后，尽快回到睡眠常规是没有困难的。

半开房门与开夜灯

晚上把孩子的卧室门锁上永远是不可取的。万一发生紧急情况，比如火灾，孩子不能从锁着的卧室里出来，父母也可能无法及时打开门。此外，一个被强行锁在房间里的孩子不会因此产生自控力。如果一个愤怒的孩子被迫待在他的房间里，不受监督，他可能会伤害自己或者破坏房间里的物品。如果一个孩子对独处感到焦虑或者有分离焦虑，可能会使情况变得更糟。

然而，对于持续不断夜间漫步者，一些家长发现这扇门是有用的。许多孩子喜欢睡觉时卧室的门半开着。告诉你的孩子，只要他还在床上，门就可以开着。当他从床上爬起来时，门就会关上。

如果你使用夜灯，应确保室内昏暗，而且灯光不直接照着孩子的头。即使是浴室里的灯光，也可能因为太亮而打扰孩子。

睡眠问题常见原因

夜惊

夜惊是睡眠障碍最常见的原因之一，一般在 4 ～ 5 岁时开始。夜惊是一类异态睡眠；它们大多发生在非做梦期（即非快速动眼睡眠期），孩子通常对此没有记忆。

夜惊通常发生在入睡后的前 2 小时内，持续 5 ～ 15 分钟。因为夜惊通常发生在深睡眠期，而孩子过度疲劳时深睡眠期会增加，因此夜惊经常发生在孩子的睡眠习惯被打乱或是过度疲劳时。夜惊与清醒时的情绪问题无关。

夜惊发生时，孩子在床上看起来很不安，可能踢腿和尖叫（例如，"不，不！"或"我不能！"）。与此同时，她的眼睛会睁得大大的，但她不会对你作出回应。你安慰她也没有什么用。与其他事相比，孩子夜惊是令父母非常不安的。夜惊的孩子表现得一点都不像你所熟悉的那个孩子。

其实噩梦、夜惊等问题是孩子正常发育的一部分。平静的陪伴和安慰通常是她所需要的。同时，孩子出现夜惊时，不仅要安慰孩子（"你很好，妈妈和爸爸在这里"），而且要防止她伤害自己。不要试着摇醒她，问她出了什么问题，这只会使她感到不安或迷惑。通常，在 10 ～ 30 分钟后，你的孩子就会安定下来，再次入睡。第二天早上，她可能不会记得前一天晚上发生了什么事。大多数孩子在童年早期以后，就度过了这个阶段。

有些孩子可能只发生过一次夜惊，而有一些孩子则反复出现多次。**如果夜惊频繁发生，这可能是孩子睡眠不足或白天劳累过度的信号**。在大多数情况下，最好的策略就是等他们度过这段时间。父母要保持冷静。当孩子长大一些后，它们就会自动消失了。

磨牙

许多孩子在睡觉时磨牙，同时伴随着一种响亮的刺耳的声音。磨牙（或磨牙症）是很常见的，尤其是幼儿和学龄前儿童。在大多数孩子中，这种情况会持续 6 年，但有些孩子会持续磨牙至青春期甚至是成人期。磨牙并不意味着你的孩子正在做噩梦或者白天经历了一件令人沮丧的事情。磨牙的原因包括疼痛（例如，耳部感染或长牙），以及牙齿咬合不正。虽然压力和焦虑也会导致磨牙，但**磨牙与行为或性格问题之间并无联系**。因为磨牙通常在恒牙萌出之前消失，在大多数情况下不太可能损伤牙齿。

饮食结构改变

饮食的改变也会导致睡眠的改变。如果你的孩子频繁夜醒，可以尝试将晚餐时间提前一些，避免晚上睡觉前摄入高热量的食物。然而，刷牙前喝一杯水或温牛奶可作为睡眠常规中的安抚部分。同时你也应该控制孩子喝含咖啡因饮料的量，这样会让她该睡觉的时候仍然保持清醒。

媒体

最近发表在专业杂志 Pediatric 的一项研究中，585 个有 3 ~ 5 岁儿童的家庭被分为 2 组。一组在家庭访问中被引导用教育或其他相似的节目代替暴力或不适合孩子年龄的媒体内容，鼓励家长和孩子一起看电视或视频。第二组只收到与营养相关的邮件。

研究人员对学龄前儿童的睡眠行为进行了评估，并对孩子及其父母进行了调查。他们的结论是：调整视频内容，尤其是减少宝宝接触暴力内容的这一组，睡眠问题出现的概率明显降低了。

另一个重要的观点是：电视放在幼儿或儿童的卧室没有任何意义。如果你的孩子有一个很喜欢的电视节目，他可以在你家的中央区域观看。这样你就可以识别和筛选他看的内容和看电视的时间，也不会干扰他的睡眠。

常见问题
与解答／

问：我 3 岁的女儿经常在夜里醒来哭泣。在我们安抚她之后，她安静了几分钟，然后又哭了起来。我的妻子想让她哭着睡觉，但我觉得我必须让她平静下来。我们应该让她哭，还是回去安抚她几分钟？当她哭的时候，我睡不着，但我妻子说我这样会让我们的女儿一生都有睡眠问题。

答：重要的是你和你的妻子必须达成一致意见，并联合起来把它付诸实践。即使你没有准备让你的女儿一辈子都有睡眠问题，你也可能无意中给了她这样的信息："各个击破"就能胜券在握。换句话说，如果妈妈说"不"，那就去问爸爸。根据孩子的成熟程度，你也可以考虑白天和她讨论你计划如何解决其夜间哭泣的问题。

一旦你的孩子安静下来又昏昏欲睡，拍她一会儿，然后离开房间。如果你一听到抽泣声就马上回去，会使她哭得更厉害，其实应该帮助她学会自我安抚并入睡。也许你和你的妻子可以达成一致计划，你们都参与其中，而且你应该慢慢减少进入她房间的次数。

问：我们 3 岁的小孩大多数晚上仍会醒来一两次。几乎总是因为她很冷而醒来，一旦我们把被子盖在她身上，她就睡着了。我们试着向她展示如何拉起自己的被子，但她却拒绝这么做。如果我们不进去，她会大声喊叫，变得更清醒。从其他方面来说，她是一个非常乖巧、听话的孩子。这种情况下我们能做些什么吗？

答：向你的女儿解释，尽管你总是在她生病或夜里出了什么问题的时候帮助她，但你不能再起来帮她把被子盖在她身上。也许你可以买一个便宜的睡袋或厚一些的连体睡衣让她睡在里面，直到她学会自己拉起被子。

问：朋友们鼓励我俩允许我们的学龄前孩子和我们一起睡觉。他们说，不做"夜间父母"会导致孩子没有安全感，说我们让孩子睡在一个单独的床上，如果没有不舒服就让他一直哭，是不人道的。但这种方法对我们有效，孩子睡得很好。当然，如果他在夜里醒来，不停地哭，我们马上就去看看是不是有什么不对的地方。然而，我现在对这样做感到内疚。这种有效的方法从长远来看是否是错误的，会正如朋友所宣称的那样，它会导致心理上的伤害吗？

答：我们在这本书里一再强调，对于儿童睡眠问题很少有事先准备好的解决办法。最好的解决办法就是对你的家庭有效的方法。

听起来好像你已经找到了这样的解决方案：你的孩子睡得很好，并且得到了他所需要的夜间照顾。而且并没有证据表明你采用的方法导致了孩子的心理问题。但是仍要感谢朋友们的建议，把他们的意见当作养育观的不同。

问：我的女儿刚刚度过了她的 4 岁生日，她不会在自己房间里过夜。如果她在客厅里睡着了，然后我们把她放到床上。过一会儿她就会醒来，还想要回到客厅里去。

答：你的女儿在客厅里会感觉很舒服，因为那是她习惯睡觉的地方。她已经和客厅建立了睡眠联结，如果她醒来，发现自己没有在客厅里，就睡不着。如果她学会了在卧室里入睡，她就能睡在她的卧室里。

建立一个一致的睡眠常规（也许是讲故事，梳头，把玩具放到床上），但这些常规必须在你女儿的房间里完成。如果在客厅里有一些她经常玩的玩具，也许可以把它们搬进卧室（当然，不能是任何电子设备）。

当她昏昏欲睡、放松的时候，把她哄上床，对她说"晚安"，然后离开房间。如果她从床上爬起来，尝试"打零工方法"（见第 5 章中的 96 页）。如果她想要在客厅里和成年人待在一起，向她解释现在是睡觉时间，她的卧室是用来睡觉的，客厅是白天用的。随着时间的推移，你的女儿会和她的卧室形成正向的睡眠联结，学会在卧室而不是在客厅睡觉。

问：我的儿子刚满 3 岁，还不能睡整夜，因为他总是醒来吃母乳。我该怎么阻止他呢？

答：停止母乳喂养是由个人决定的，因不同的文化习俗和个人喜好而不同。请放心，到 3 岁时，你的孩子能从均衡的饮食中获得所需的所有营养和热量。他夜间醒来是出于习惯，或渴望得到安慰，而不是因为他需要母乳提供的营养。如果他在哺乳时睡着了，这可能是他的睡眠联结。

你可以告诉他你晚上不再喂他母乳，或者你连着几个晚上逐渐缩短喂养时间，直到使喂奶时间仅持续约 2 分钟，然后停止母乳喂养。

无论哪种情况，你家的学龄前孩子可能会在晚上继续醒来，因为这是他的习惯。如果他不能在没有喂奶的情况下重新入睡，像过去那样，可以让他用杯子喝一点水，并拥抱他。但是不要用奶瓶，也不建议让他喝牛奶或果汁。因为孩子晚上不需要这些液体来补充营养，当他睡觉的时候，这些糖分会留在他的牙齿上，从而造成严重的蛀牙。帮助孩子回到他自己的床上，在他昏昏欲睡但仍然有点清醒的时候离开房间。其实他可能并不口渴，只是需要通过母乳喂养获得安慰。随着时间的推移，你可以限制拥抱的时间，并简单地向他保证，如果他需要你，你就会在他身边。你和孩子可能需要一点时间来适应这个新常规。如果问题仍旧继续，可以和孩子的儿科医生或者你的医生谈谈。

问：我们的学龄前孩子有严重的睡眠问题。他晚上 9 点左右上床睡觉，凌晨 1 点醒来，一直醒到凌晨 4 点。然后他睡到早上 8 点，然后熬到睡午觉。谢天谢地，他的卧室里有电视机！

答：听起来好像是你的孩子养成了半夜醒来后，凌晨 1 点到凌晨 4 点看电视的习惯。所以如果他的房间里有电视，就把它搬出去。同时卧室保持黑暗，只保留一盏夜灯。当他醒来的时候，安慰他，但不要打开灯，只说你必须做的事。告诉他，这是睡觉时间，他最喜欢的角色也睡着了。如果他仍然需要一些安慰才能睡着，给他一个可爱的玩具，也可以是他最喜欢的角色之一，或者是另一个移情物。他可能需要一些时间来学习这个新的、更合适的睡眠习惯，但是如果你坚持，他会在不久后的晚上睡整夜。

美国儿科学会建议学龄前孩子每天盯着屏幕的时间需小于 2 小时（比如电视节目、视频、互联网、电子游戏），而且观看的节目应该是高质量的内容。同时，美国儿科学会建议 2 岁以下的孩子尽可能不使用电子屏幕。

对于那些看电视节目和视频的孩子们来说，在睡觉前的 1 小时左右就不应该看电视了。睡前看电视太刺激了。它会使人更难入睡，并且会导致不良的睡眠联结习惯和不规律的睡眠时间表。这些会对孩子的日间情绪、行为和学习产生不利影响。

第8章

学龄儿童（5～12岁）的睡眠管理

白天过度困倦，在不适当的时间打呵欠、打盹儿，这是一个明显的信号，即在晚上没有得到足够的睡眠。但是，易怒、注意力不集中、健忘等行为问题也可能表明孩子有睡眠问题。一些睡眠不足的孩子被错误归类为多动。事实上，他们不间断的活动是一种对抗白天打瞌睡的方式，而这种瞌睡有可能使他们不堪重负。

在每个年龄段，孩子的睡眠模式都受到发育、生物和情感因素的影响。例如，幼儿园和小学的孩子，出现反复、延长发作的非快速动眼睡眠，整夜伴有从非动眼睡眠过渡到动眼睡眠阶段的局部觉醒。被称为异态睡眠的梦游、梦呓、夜惊等情况可以在局部觉醒时发生，而且在这个年龄段也很常见。有些孩子比其他人更频繁地出现局部觉醒。

学龄儿童的睡眠时间

在学校持续一天的活动之后，5 岁大的孩子已经很累了。即使她拒绝晚上睡觉，给她洗个澡，换上睡衣，安静地玩一会儿游戏，读一个故事，或者只是谈论一下今天发生的事情，让她做好睡觉准备。这样，当她眼皮耷拉下来的时候，离上床只差一步了。对于一个拒绝睡觉的孩子，可以考虑在她的房间里放一个时钟。这样，当时钟指向晚上 8 点或你们协商好的任何时间，她会明白到了她睡觉的时候了。

学龄儿童的睡眠时间需要每年减少一点。每个孩子根据不同的体育活动和各自的性格，所需的睡眠时间也会不同。父母的行为也会影响孩子的睡眠。例如，如果父母的上下班时间不同，则可能很难协调他们的日程安排，结果导致孩子的睡眠被打断。父母可能会对孩子的作息时间表无法达成一致——一方想要孩子早点睡觉，另一方想在每天晚上都花点时间和孩子玩，即使下班已经晚了。但请记住，睡眠时间应该是孩子的重点，而这一时间的确定主要基于孩子的昼夜节律和学校的时间表。

有时，是老师首先注意到孩子睡眠不足。比如经常把头垂在课桌前的孩子，通常是那些熬夜请求再看一个电视节目或者是父母很晚下班回家的孩子。在周一到周五晚上，孩子们需要充足的睡眠；也许在周末的时候可以做些调整，让他们可以和父母一起度过更多的亲子时间。

良好的睡眠习惯很重要

为了给孩子一个尽可能安静的睡眠时间，儿科医生和其他医生制定了改善睡眠体验的原则。如果你的孩子睡得不好，下面这些方法可能有助于改变这一点：

✓ 确保孩子有一个良好的睡眠环境，比如安静、黑暗、舒适。

✓ 孩子的床应该只用于睡觉，而不是在他醒着的时候在床上玩耍。这将有助于他建立床与睡眠的联结。

✓ 创建一个平静舒缓的睡眠常规，包括父母和孩子之间的友好互动。在孩子入睡前离开卧室。

✓ 睡眠时间表保持固定，包括熄灯和早上唤醒时间，这将帮助孩子保持规律的昼夜节律（对于喜欢在睡前阅读的孩子们，一定要设定一个时间限制）。

✓ 为了减少孩子对睡觉的抵制，在他适度疲倦的时候再让他去睡觉。

✓ 不改变孩子的睡前常规，将孩子提要求或发脾气的机会降到最低。

✓ 孩子的卧室不放电视或电脑。对于大一点的孩子（特别是 8 ~ 12 岁），实行电子宵禁，帮助他在没有诱惑的情况下为睡眠做准备。视频游戏应该在睡觉前一两个小时停止。

✓ 晚上尽量让家里保持平静。睡前家里尽量避免争吵。避免观看涉及暴力和恐怖的电视节目、电影和游戏，因为它会使你的孩子在睡觉前短时间过度兴奋。

睡眠的质量

对于学龄儿童来说，获得充足的睡眠有多重要？这可能决定着她在学校里成功还是失败。如果她哪怕有一晚得到了适度的睡眠，充分满足了她的睡眠需要，她在学校就会安分一些，其行为问题也会改善。

睡眠不足

常见原因

许多学龄儿童的父母发现，他们一天中最具挑战性的时刻是孩子的就寝时间。近

1000 名小学儿童的父母的问卷调查证实，睡前抵抗是与睡眠相关的最常见的问题。这项研究调查了睡眠问题的普遍原因，发现打鼾、白天疲劳以及花费过多时间入睡是很常见的原因。最有趣的发现是，那些有睡眠问题的孩子在 2 岁之前就已经有了这些问题。

11 ~ 12 岁的时候，孩子们每天需要 10 小时的睡眠时间。 在周一到周五上学的时候，他们可能不得不被催促上床，以确保他们得到足够的休息，以处理忙碌的作业、运动和课外活动。然而，根据孩子第二天的活动计划，可以给他的周末就寝时间留出更多余地。

白天过度困倦，在不适当的时间打呵欠、打盹儿，这是一个明显的信号，即在晚上没有得到足够的睡眠。但是，诸如**易怒、注意力不集中、健忘等行为问题也可能表明你的孩子有睡眠问题。一些睡眠不足的孩子被错误地归类为多动。**事实上，他们不间断的活动是一种对抗白天打瞌睡的方式，而这种瞌睡有可能使他们不堪重负。在患有睡眠障碍的儿童中，噩梦和夜惊也更为频繁。

因为睡眠是如此重要，所以应消除任何可能导致睡眠中断的干扰。一些父母甚至没有意识到一些环境因素会使睡眠更加困难。美国辛辛那提儿童医院医学中心 2010 年对 219 名近期进行过哮喘治疗的 6 ~ 12 岁孩子进行了一项研究。所有的孩子都暴露在家里每天至少 5 支香烟的二手烟中。研究人员发现，吸入二手烟的时间越长，儿童入睡花费时间越长；这些儿童也经历了睡眠呼吸障碍和白天嗜睡。该研究表明，通过减少二手烟的吸入，可以显著改善孩子的睡眠，有助于孩子的身心健康。

我的孩子睡够了吗

如果以下问题，你回答"是"，也许是时候向儿科医生请教孩子的睡眠问题了：

- ✓ 多数早晨孩子很难醒来？
- ✓ 孩子是否缺乏精力？
- ✓ 孩子因为太累而拒绝吃饭？
- ✓ 孩子由于过度刺激而导致入睡困难？
- ✓ 经常在每天的同一时间发怒或脾气暴躁？

✓ 老师反映孩子在学校反应不灵敏，注意力很难集中？

✓ 经常因为孩子夜醒而影响家庭的夜间睡眠？

引发的后果

不幸的是，儿童期夜晚睡眠不足所造成的后果可能会持续数年。例如：

✓ 在英国 2009 年发表的一项研究中，父母报告了他们的孩子在 5 岁、7 岁和 9 岁时的睡眠问题。然后，研究人员在青少年期（13 岁）对他们进行了心理评估。他们得出结论，那些有睡眠困难（如入睡困难）的孩子在心理测试上的表现更差。这些青少年在完成一项轻松的任务时要困难得多。研究人员得出的结论是，解决儿童长期存在的睡眠问题，会在孩子进入青春期时提高他们的学习成绩和心理素质。

✓ 在密歇根大学进行的另一项研究中，没有得到足够睡眠的孩子超重的可能性增加，不管他们的性别、种族、社会经济地位、家庭环境如何。在这项研究中，收集了 3 ~ 6 年级的 785 名儿童。在 6 年级的儿童中，睡眠时间较短与超重的可能性有很大的关系。3 年级时较短的睡眠时间也与其 6 年级时超重可能有很大关联。研究人员得出的结论是，预防超重的方法之一是确保其童年拥有充足睡眠。

所以充足的睡眠与良好的营养和锻炼在确保孩子健康发育方面一样重要。

那么，学龄儿童的午睡呢？在 5 岁的时候，一些孩子仍然需要午睡来恢复精力，但是大多数人已经学会了在白天调整自己的活动，夜间睡得更久些。就像童年的每一个阶段一样，最好的办法就是保持一种常规，但不要死板。换句话说，如果孩子在白天很累或者很烦躁，或者想要打个盹儿，就让她这样做吧。当他们上幼儿园的时候，大多数孩子需要 10 ~ 12 小时的睡眠。如果孩子因为在学前班或幼儿园坚持白天午睡而导致晚上睡觉晚，问她是否能在中午只休息而不午睡，这时也许可以用安静地看一本书来代替午睡。

过度兴奋导致的失眠

在学龄儿童中，夜惊、分离焦虑和学校的烦恼是导致失眠的常见原因。然而，对兴奋和快乐的期待，如平安夜或生日或假期，也是阻碍睡眠的一大因素，可能导致晚上频繁夜醒和白天脾气暴躁。低调地提前做好准备，将消息一点一点地告诉他，或到最后一分钟再告诉他。前一种方法适用于一种重大的、永久性的生活变化，比如新成员的诞生。后一种方法对于一次性事件更有效，比如去看马戏。

持续的过度兴奋会让孩子反复无常，父母性格急躁。它可以剥夺人期待已久的一切欢乐。

可以使用安眠药吗

儿科医生都知道，药物不能解决儿童的睡眠问题；即便是对成年人，安眠药也只是暂时的解决办法。镇静药物会改善睡眠，但第二天产生宿醉效应。更有甚者，如果睡眠障碍是习惯的结果，那么睡眠药物不会打破这个循环。一旦停止用药，睡眠障碍患者就会回到他以前的老路上，需要再尝试更好的睡眠方式。

某些药物，如治疗过敏的抗组胺药，会让孩子产生睡意。因此最好在睡觉前服用，以防止困倦影响白天的活动。偶尔，如果孩子因为过敏症状而睡眠不足的话，抗组胺药可能会带来短暂的好处。在儿科医生没有诊断之前，不要给孩子们服用任何药物或草药制剂，如褪黑素、缬草或甘菊等。

第9章

青春期（13 岁以上）孩子的睡眠管理

缺少充足的睡眠会影响孩子的注意力、学习成绩和运动中的执行力（受伤变多）。缺少睡眠还会使孩子清醒时的灵敏度降低。

*在进入青春期后，大多数青少年很难在晚上 11 点前入睡，这种昼夜节律的变动是很常见的。与此同时，这一时期对于睡眠的需求不会大幅下降，**青少年通常需要至少 9 小时的睡眠**。不幸的是，大多数青少年在上学期间并不能得到足够的睡眠，这导致他们在白天会打瞌睡，甚至对他们的健康以及学习状况造成了很大影响。*

当孩子们慢慢进入青春期，对于睡眠的需求没有明显的下降。然而，青少年实际上得到的睡眠时间往往会下降。原因是什么呢？站在生物学的角度去看，青春期（而不是实际年龄）的昼夜节律（生物钟）的延迟和睡眠驱动力的下降共同作用，推后了青少年的入睡时间。有越来越多的事比睡眠更具优先级，这些事情包括作业、体育运动、课后兼职、约会社交、沉迷电子产品（电视、互联网），甚至是简单的外出散步，导致青少年没有足够的时间把它们全部做完，更不要说足够的睡眠时间了。

与此同时，一些学校要求十几岁的孩子很早就起床学习，这种事情在学龄前是不存在的。**晚睡和早起共同压榨了睡眠时间，导致大多数青少年离他们所需要的 9 小时的睡眠越来越远**。在上学日青少年的平均睡眠时间大约是 7 小时，到了高年级也大致相同，可能会更少。因此，青少年最普遍的睡眠问题就是长期睡眠不足。典型的是，他们会在周末睡很长时间，以此来"偿还"欠下的积累已久的"睡眠债"。周末补觉是个很大的问题。第一，它不会对你在学校的表现有任何帮助。第二，这种周末入睡和早起时间的改变往往会加剧青少年昼夜节律的延迟。青少年要努力去反复改变他们的睡眠模式，导致他们进入一种跟长期倒时差类似的状态。一些青少年甚至出现一种叫作"睡眠时相延迟"的睡眠障碍，其睡眠模式的生理变动变得更加显著，这也会导致入睡变得极其困难，也很难在该醒的时间醒来。随之而来的是白天嗜睡和睡眠的缺失。

缺少充足的睡眠会影响孩子的注意力，影响孩子的学习成绩和运动中的执行力（受伤变多）。缺少睡眠还会使孩子清醒时的灵敏度降低。这章其他地方提起的睡眠问题，同样也可能在青少年时期第一次出现。

激素与睡眠

在整个童年时期，激素的分泌在时间的流动中悄悄增长，在血液中其最高水平出现在睡眠的第三阶段。然而，青春期的一个特征是生长激素和促性腺激素的分泌在每一个睡眠周期结束时出现一次高峰，这些激素调节性器官的发育和功能。

青春期的睡眠问题

过度嗜睡在青少年中很正常，通常是因为缺少睡眠所致。这种睡眠不足会对身体健康、在校表现、考试成绩以及情绪造成较大的影响。一项研究表明，青春期睡眠障碍的孩子数量在增加，美国儿科学会发布的一项报道指出了一系列睡眠问题的原因，包括：

1. 变化及不规则的睡眠／觉醒时间。随着孩子的长大，睡觉时间变得越来越晚，不论是上学还是休息。除此之外，起床时间在休息日也变得越来越晚。这通常会导致昼夜节律混乱，白天感觉就像倒时差（头晕、烦躁、头痛、腹部不适）。

2. 父母对孩子入睡时间管理松懈。随着孩子的长大，父母开始重点关注孩子早上起床问题而不是入睡问题。平时和周末作息时间表明显的差异，能极大地扰乱激素的节律调控，这些激素与人的灵敏度和幸福感有关。

3. 上学时间的改变。早上 7：30 或是更早上学的学生平时晚上的整体睡眠时间比早上 8:00 以后上学的学生少。

4. 兼职。一周最少工作 20 小时的学生晚上睡觉的时间较晚，每晚都会少睡几小时，他们比那些不做兼职或一周工作小于 20 小时的学生早晨睡过的次数更频繁，课上睡着的次数也更多。

周末疯狂补觉

青少年可能会为了弥补睡眠不足或上学日不稳定的睡眠时间而在周末疯狂补觉。如果一个青少年睡到中午才醒，接下来又不断地小睡，这不是一种正常的现象。而且，这使她在平时的早晨起床更加困难了。建立一个上学日和节假日更加一致的睡眠时间表很重要。给孩子定下规矩，周末晚上 10 点前睡觉，这会让平时的日子更容易一些。

其他导致白天嗜睡的原因还包括以下几种。

失眠

失眠是一个广义的术语，用于形容一系列与睡眠有关的问题。包括睡眠质量或睡眠时长下降、入睡困难和睡觉易醒。在某些情况下，失眠是潜在的身体疾病或心理紊乱的一个症状。当失眠以早上过早醒来为主时，青少年可能正在经受抑郁或焦虑。青少年失眠的主要问题是入睡困难。在这一年龄阶段，这种形式的失眠主要是由睡眠时相延迟紊乱造成的。这是一种与生物钟有关的紊乱，青少年的内在生物钟与外在环境的客观时间不协同。生物钟系统的一个重要标志物是褪黑素，正常情况下在傍晚开始分泌。患有睡眠时相延迟紊乱的青少年褪黑素开始分泌的时间也被延迟。因为光线会抑制褪黑素的产生，夜晚时哪怕处于昏暗的光线中（比如电视或电脑屏幕）都会进一步延迟褪黑素的分泌时间，让人更加难以入睡。患睡眠时相延迟紊乱的青少年通常在正常时间难以入睡或醒来，更愿意晚些睡（在凌晨 2 ~ 6 点之间）以及晚些起（早晨 10 点到中午 1 点之间）。

睡眠时相延迟紊乱与其他失眠形式不同的是，患此病的人如果让他们在自己愿意的时间睡觉（比如周末、学校假期），他们是可以睡着的，早上也愿意起床。如果青少年能调整他的睡眠时间表并且睡觉、起床都按此时间表执行，包括周末，情况是可以得到改善的。夜晚避免光线照射（并在早晨逐渐增加光线照射），服用褪黑素，对于患有睡眠时相延迟紊乱的青少年通常也是被推崇的方法。在很多情况下，咨询睡眠专家是有必要的。对于真正患睡眠时相延迟紊乱的人来说，咨询睡眠专家几乎永远是个好办法，因为在错误的时间给予光线照射和褪黑素可能会使情况变得更差。

药物治疗

青少年可能会因为每天喝软饮料、能量饮料及其他含有咖啡因的饮料和食物而摄入一定量的咖啡因，进而导致入睡困难。另外，某些非处方止痛药含有咖啡因成分。这些咖啡因会影响睡眠的质量，尤其是在一天中晚些时候（下午 4 点之后）摄入这些含咖啡因的东西。尼古丁也有兴奋作用和扰乱睡眠的效果。有睡眠问题的青少年至少两周不要食用含咖啡因的苏打水、能量饮料、巧克力、咖啡和尼古丁（对摄入量很大的人来说，可逐渐减少以免产生副作用和反复的失眠），来看一下是否会有帮助。另外，由于许多食物的标签并不标出是否含有咖啡因，也可以在其他地方看一看苏打水、饮料和食物中的咖啡因含量，比如互联网。

许多常见的药物也会影响睡眠和睡眠模式。比如治疗注意缺陷多动障碍的长效兴奋药物在某些情况下可能会影响睡眠，而抗抑郁药会对睡眠质量产生极大的影响。即使是非处方的感冒药和抗过敏药也对人体具有刺激和镇静作用。嗜酒、使用处方药或吸毒的青少年或年轻人产生较差睡眠模式的风险也很高。

睡眠呼吸暂停

抱怨睡眠质量低下，并且经常在白天感到疲惫的青少年，也许是患有阻塞性睡眠呼吸暂停。本病是由睡眠时由于部分或完全的空气吸入受阻而不能获得足够的氧气所导致的。阻塞性睡眠呼吸暂停也可能导致睡眠中断，典型的例子是晚上打呼噜很严重的孩子可能出现呼吸暂停（睡眠中出现短暂的呼吸停止，可能会伴有憋气）。与患有睡眠呼吸暂停的年纪小一些的孩子相比，青少年可能会在白天睡意沉沉。此外与睡眠呼吸暂停相关的症状还包括张口呼吸、夜寐不安、睡觉时出汗、早起头痛，有时会尿床。尽管通常解释为扁桃体和腺样体肥大，但还有其他的风险因素，包括过敏、哮喘、胃食管反流以及家族睡眠呼吸暂停病史。在青少年中，超重或肥胖逐渐成为一个重要的风险因素，就如同成年人一样。此外，还可能有一些解剖学上的原因，比如下颌小或舌头大。有慢性健康问题（尤其是与头部或颈部解剖异常相关的）或基因问题（比如唐氏综合征、Prader-Willi 综合征、脑瘫、肌肉萎缩症），这些孩子患上睡眠呼吸暂停的概率更高。尽管超重显然提高了患此病的概率，但是清瘦的孩子也可能会患上睡眠呼吸暂停，特别是当存在其他的风险因素时。

睡眠呼吸暂停可能会导致孩子在学校的不良表现。如果你发现孩子经常频繁地打鼾或有沉重的呼吸声，并且孩子容易疲倦和暴怒，或者在学校有更多的问题，可咨询儿科医生，安排一下做一个检查。

发作性睡病

发作性睡病是一种慢性的终身的神经性睡眠障碍，通常在青少年时期出现。患此病的青少年会在白天出现无法遏制的睡眠，也许会在交谈中或吃饭时突然入睡（睡眠发作）。发作性睡病患者也许还会在正常清醒时间或睡觉时或起床时出现与快速动眼睡眠相关的特定表现。

困倦的司机

不规律的睡眠习惯，伴随驾驶经验的缺乏，对于青少年司机和其他司机来说是致命的。困倦是16～29岁司机发生事故的主要原因。这毫不奇怪，美国医学会（American Medical Association，AMA）发布了关于睡眠障碍和疲倦在交通事故中的作用的警告。研究显示，每天只睡6～7小时的人其发生与睡眠有关的车祸是每天睡眠超过8小时的人的1.8倍。美国医学会提倡实施措施提高司机对疲劳驾驶的危险意识，并且呼吁进行相关研究来防止此类悲剧的发生。

睡眠专家推荐驾驶教育课程应包括对疲劳驾驶的特别警告。强调这一点对于保证安全是十分重要的。一位杰出的研究者这样说道："睡意，一种眼睑试图合在一起的感觉，并且无法睁开它们，是我们睡前的最后一步，不是第一步。这时我们如果想睡就能马上睡着。当开车或者在任何危险情况下，第一次感受到一丝睡意就应该是严重的警告，要立刻离开危险的道路！睡意就是红色预警！"

发作性睡病的症状还包括猝倒症，是指全身或部分肌肉张力突然丧失（在快速动眼睡眠中肌肉通常处于麻痹状态，以此来防止我们做出梦中的动作），通常是在应对某种情绪变化时发生（比如大笑）。伴有严重猝倒症的某些患者，经常摔倒在地。猝倒症是发作性睡病的独特症状。这些青少年还可能在睡前或睡着后出现反复、可怖的视觉画面，这叫作睡前幻觉。或出现睡眠瘫痪，这是一种在快要睡着时或在清醒时尽管有意识，却感到无法动弹或呼吸的感觉。此外，发作性睡病患者会经常出现睡眠中断。如果你的孩子有这些症状，那么你应该咨询睡眠方面的专家。

　　为了确诊发作性睡病，医生会寻找嗜睡以外更多的症状，有可能设法让患者在白天进行一系列 20 分钟的"小睡"，称为"多次睡眠潜伏期试验"，以此对整夜睡眠进行研究。患者会非常快速地入睡并且会在小憩中进入快速动眼睡眠。

　　尽管发作性睡病会在很小的孩子中出现，但更常出现在青少年和年轻的成年人中。这是一种会持续一生的状况，并且需要持续的治疗来减轻症状。在某些情况下，睡意会逐渐变轻，并且某些症状在一段时间内消失，即使没有接受治疗。其治疗包括稳定睡眠时间表、有规律的小憩以及使用药物来尽量使白天保持清醒。

应对噩梦的另一种方式

　　睡眠研究者发现了一种方法，可以帮助年龄较大的儿童和青少年减少噩梦的发生。经常做噩梦的儿童在研究者的指导下，在醒着的时候闭上眼睛，回忆噩梦，并有意识地把噩梦从可怕的结果改成令人愉快的结果。仅仅经过几次这种治疗之后，其噩梦开始按照他们在白天演练的情景发生。这种方法对经常做噩梦的儿童来说值得一试，但必须在睡眠专家的指导下，或在专家的认知行为治疗下进行。

梦游

　　梦游对青少年来说是一种睡眠问题。它与行为、性格问题或情感压力无关。但是，许多人倾向于在感到压力时，比如学校考试时出现梦游。梦游最重要的一个触发因素是缺乏睡眠，是身体通过增加深度睡眠来补偿睡眠不足，并且梦游只在深度睡眠时发生，认识到这一点是很重要的。这就是为什么梦游通常在青少年时消失，又在缺乏睡眠时重新出现。

　　记住不要叫醒一个梦游的人。尽管长期梦游的人需要被仔细看护，以避免伤到自己，最好还是引导孩子走回床上。并且当她早上醒来时，她不会记得任何关于梦游的事。

晚睡的解决方法

昼夜节律在青少年时会发生改变。早晨还是晚上机敏性高可能具有遗传倾向。青少年可能会变得更像"夜猫子"，很晚才感到困而早晨需要多睡会儿。青少年不愿意别人告诉他应该做什么，而很多父母，为了尊重孩子想要独立的愿望，倾向于隐藏自己的建议，这使事情变得更加复杂。

帮助孩子小憩的几个建议

- ✔ 保持规律的学习习惯；
- ✔ 在晚上早些关掉所有电子设备，尤其是睡前；
- ✔ 克服或减少咖啡因的摄入，尤其是睡前 3 ~ 5 小时。

如果不稳定的睡眠时间表影响到了孩子的学校和家庭生活，你可能要问问孩子她觉得问题出在哪里。也许你可以提出建议，比如如果她很晚还在看电视、上网等，那么她一定会觉得很难入睡。你甚至可以通过解释如何恢复睡眠时相，并且提供她需要的工具比如时钟收音机以及很响的闹铃来引导她找到解决方法。但是，如果想要这种方法进行下去的话，孩子自己必须有想要改变睡眠习惯的愿望，并且准备接受新的睡眠时间表，包括周末何时起床。

偶尔，青少年可能会为了掩饰更严重的问题比如霸凌和学习能力低下而采取晚睡的方法。如果孩子睡眠习惯改变的同时在学校作业或社交方面存在问题，应咨询儿科医生。比起家人，青少年可能会愿意和一个中立的健康专家自由交谈。你的儿科医生也能够提出合适的处理方法。

常见问题
与解答／

问：我们 16 岁的女儿一直有入睡困难的问题，但是一旦睡着她就不会再有问题。我们最近发现在过去的 3 年里，她一直在使用酒精和毒品，并且被诊断出精神紊乱。如今她在为此进行治疗。睡眠障碍意味着孩子有可能出现精神或情感问题了吗？

睡眠习惯的巨大变化也许是其他健康问题的信号。如果孩子出现如下情况，一定要寻求儿科医师的意见：

✓ 比平常睡得更久或更短。

✓ 经常在夜里醒来并且无法继续睡眠。

✓ 在心情低落时睡眠过度，在情绪不稳定、过度活跃、好与人争辩时睡眠极少，两种情况交替出现。

在多数情况下，入睡困难只是因为一个人有晚睡晚起的习惯，尤其是青少年。青少年也可能为了解决一个眼前的问题或者因为害怕而躺在床上睡不着。这种情况下，适当的询问可能会促使她讲出内心的想法。

问：我们 13 岁的女儿每晚 9 点左右上床，但直到凌晨 2 ~ 3 点才能睡着。她说她不为此担心，因为她通常用这时间来想很多白天在学校遇到的问题的解决方法。然而这使我和她的父亲感到担心，因为她在白天感到很累。她在上课时睡觉，下滑的成绩就反映了这一点。我们确定她在睡前从没有感到不安或焦虑，而她也会在完成作业后在房间里安静地阅读。她不想接受药物治疗，她说自己宁愿醒着。我们怎么才能使她更早地睡觉并且不用每天早上叫醒她？我们必须这样做，因为不想让她错过校车。

答：你们的女儿患有睡眠时相延迟紊乱。通过保持规律的入睡和起床时间是可以改变这种睡眠时相的。上床的时间并不是那么重要的，因为这在放假时可以更灵活一些。醒来的时间是最重要的，必须在长期内保持固定。

通常，比起幼年时，青少年的睡眠时相更难改变，这仅仅是因为这种习惯更根深蒂固，并且内在的生物钟与挂在墙上钟表的时间不一致。解决的关键是要求青少年控制自己的上床和起床时间。最重要的是，她必须自己早晨起床，而不是靠别人来喊醒自己。可在你女儿的房间里放上一个时钟收音机，在她房间的另一头再放上一个备用闹钟，甚至放在门外，这样她就需要起床来关掉它们。跟你的女儿讨论一下这个新计划，向她解释她的责任，包括每天给闹钟上时间。如果这种方法适用于你的家庭的话，写一份合同并且让她签字。起床时间的 2 小时内让室内光线明亮，比如太阳光，也是很重要的。

如果采用这种新的方式在几周里没有一丁点儿用，让你的儿科医生对此情况进行评估。比正常情况下睡得更多或更少也许是情感问题的征兆，比如抑郁。你的儿科医生可能会推荐你到更有经验的权威专家那里去就诊。

Part 3
儿童睡眠面临的挑战

睡眠问题本身并不是一种疾病，而是生理或情感问题的外在表现。这些问题可能是暂时的，也可能是长期的。治疗潜在疾病会显著提高睡眠质量和睡眠时间。

第 10 章

床下有怪兽——
应对睡眠恐惧

从一岁半以后开始，到两岁时逐渐消失，分离
恐惧（当看不到某人时，会担心他再也不回来）是
导致频繁夜醒的原因。在学龄前，生动的想象可能
会导致孩子对黑暗和怪兽的恐惧，这不一定与日常
生活中的经历有直接关系。

即使对于适应能力最好的儿童来说，恐惧和焦虑仍然是常见的。的确，成长的不同阶段会伴随某种特定的恐惧。例如早在婴儿 5 个月大时，会在面对陌生面孔时表现出警惕。父母很难理解的是：一旦可以找出导致恐惧的原因，这种恐惧与其诱因看上去是完全不相称的。有趣的是，相似的诱因会使相同年龄的儿童都产生这种恐惧，无论他们看上去是胆小还是无畏。

"你瞧，这没什么可怕的，"马修的妈妈边打开衣柜门用手电照亮里面边说道，"不过是你想象出来的，现在踏实睡觉。"

第二天的夜晚，3 岁的马修大喊道："你最好快进来，妈妈，我想象中的那东西又回到衣柜来了！"

孩子为什么会经历睡眠恐惧

儿童可能会遇到很多他们需要面对的恐惧，而很多是在他们的梦中浮现过的。**从一岁半以后开始，到两岁时逐渐消失，分离恐惧（当看不到某人时，会担心他再也不回来）是导致频繁夜醒的原因。在学龄前的时期，生动的想象可能会导致孩子对黑暗和怪兽的恐惧，这不一定与日常生活中的经历有直接联系。**在某些情况下，恐惧可能来自于孩子与包括新闻在内的媒体的接触。

新的一系列睡眠恐惧的来临也许凑巧与儿童生活中的变化有关，比如开始家庭环境之外的教育和护理、搬去了新的住所、弟弟妹妹的出生或是父母开始全职工作不在家。**不管这些恐惧看起来有多可笑，都是正常的，并且是一种自我保护的意识；它们教会儿童谨慎和小心，不让他们冒不必要的危险。**只有在极少数的情况下这些恐惧才会过于膨胀并影响儿童的成长发育。

有小妹妹可能会是个艰难的转变

乔舒亚，将近 4 岁，是个聪明、和善的小男孩，没有任何睡眠方面和行为方面的问题，并且喜欢上幼儿园。他欣然接受有一个小妹妹的提议，并且帮助父母为小婴儿的到来准备了一个新的房间。

在开始的几天调整之后，乔舒亚变得爱哭并烦躁，要求睡回两年前就不再用的婴儿床，开始尿床，在半夜醒来抱怨卧室里有怪兽。他甚至有史以来第一次拒绝去幼儿园。

儿科医生认为这种退化回婴儿时期是个暂时的阶段，乔舒亚的父母认可这一判断，并把他当成了家里的大男孩，特意留出时间单独陪他，给他读故事让他知道自己并不是第一个因为另一个新生命的到来就感觉被冷落的孩子。他们用塑料布来防护他的床垫，避免夜晚尿床事件的影响，并且让他自己选择新的灯饰。乔舒亚的父亲在睡前故事后坐在床边陪他几分钟，而乔舒亚也慢慢进入梦乡。另外为了确保怪兽不在父亲走后溜入卧室内，家里的狗狗被允许睡在乔舒亚的房间里。不到 1 个月，怪兽和其他烦恼的东西都消失了，而乔舒亚也以更成熟的面貌迎来了自己的 4 岁生日。

某种情况上讲，大部分儿童会经历重复的噩梦，被这些梦惊扰睡眠。恐惧往往是最常见的睡眠问题的根源：对睡觉的抵触，失眠以及噩梦。心理学家发现，尽管恐惧会发生于儿童的任何年龄，但**有 2 个恐惧最频繁发生、最严重的高峰段：第一次大约在 5 ~ 6 岁，第二次大概在 9 ~ 11 岁。**

不同成长阶段的典型恐惧

婴儿时期	吵闹的噪音，跌落，与父母分离，陌生面孔，感觉超负荷
幼儿园时期	动物，黑暗，分离，想象中的怪兽，上学（变化，对未知的恐惧）
上学期间及青少年时期	家庭争吵，规定，社会的拒绝，表现不好（学校中、运动中），战争，校园暴力，犯罪，家庭困扰，性发育方面的问题

由于恐惧导致的睡眠中断在儿童的发育中是正常、暂时的阶段。当儿童学会如何应对恐惧，他们就会回到之前的睡眠模式，无论是好是坏。作为父母的目标是要培养孩子的信心，使他可以在自己的床上睡觉而不用担心受到任何伤害。达到这个目标的方式与建立孩子良好的睡眠习惯、改掉不好的习惯所采用的方法是不同的。**经受恐惧对孩子比那些只是在测试父母耐心极限的孩子需要更多时间和关爱。**判断何时需要应对恐惧对于改善睡眠习惯是很重要的。如果孩子在睡眠恐惧开始之前的睡眠习惯不是很令人满意，那么你就要在他能应付恐惧之后继续努力改善他的睡眠习惯。

恐惧以何种形式表现

夜晚的恐惧以各种形式出现，他们通常是造成睡眠抵触的原因；他们可能会拖延时间、寻找分散你注意力的事情或直接拒绝上床睡觉。很多儿童会拖延到父母离开卧室关上灯之后才感受到最深的恐惧。有的孩子可能会立刻走出卧室说她害怕藏在窗帘后的怪兽，而其他的会在上床时间想出拖延的伎俩。有的孩子经常调皮捣蛋或者大喊大叫作为拒绝睡觉的方式。还有的孩子一旦上床就表现得极为有活力，这可能是对令他讨厌和困扰的胡思乱想的反应。

童话故事或许并不适合一般儿童

童话故事，大部分源于古时候的成年人为了消遣夜晚时光所作，因为会让孩子在睡觉时想象出吓人的画面而臭名昭著。这些童话传递的思想，尽管是正确的并且没有时间限制，却常常以粗俗的比喻来表达，这对于孩子来说是很难理解的。对任何年龄的倾向于受到恐惧和噩梦困扰的孩子来说，应小心地选择读物并且避免选择太具有挑战性的故事，这些故事可能会在关灯后让孩子想到许多恐怖的画面。

过度焦虑

儿童感受到一定程度的焦虑是正常的。学会应对焦虑并且不被其过分影响是健康成长的一部分。然而，当焦虑开始控制你的孩子，他们就需要你的帮助了。咨询儿科医师你的孩子是否看起来很焦虑并且出现惊恐发作的征兆，尤其是：

- ✓ 呼吸困难；

- ✓ 发晕；

- ✓ 心跳过快；

- ✓ 恶心；

✓ 窒息感；

✓ 胸痛。

惊恐障碍

儿童可能会出现极端的睡眠恐惧，伴随歇斯底里的恐慌，并且影响到了家庭生活。如此的恐惧通常反映了潜在的情感障碍，比一般的恐惧更深更复杂。这种情况下，应该让儿科医师知晓，如果他或她认为合适，会推荐你到另一位在治疗儿童情感障碍方面更有经验的专家那里去。如果孩子的恐惧主要是在睡觉时，做一个脱敏治疗是有必要的。父母和孩子白天应该一起花更多的时间在卧室里，做游戏，解谜题，重新组装家具，以及寻找其他的方式使他在这个环境中放松，甚至可以表演出部分睡眠常规。孩子可能会主动地同意在自己的卧室里睡觉。这种治疗过程急不得，需要大量的练习，并且父母在其中扮演重要的角色。

如何避免夜晚恐惧

下面的一些建议有助于避免孩子产生夜晚睡眠恐惧。

✓ 定下规矩，睡前大约 1 小时关闭屋内电视、电子游戏、电脑。任何时候都不允许你的孩子观看有暴力性的节目或玩暴力性的电子、电脑游戏；监督孩子观看的动画片和新节目来避免孩子接触到无端的暴力和过于激烈的刺激。

✓ 避免大吵大闹和激烈的睡前游戏。

✓ 给他读平静、有美好结局的故事，唱欢快的歌曲，避免惊险故事和结局悲伤的童话。

✓ 避免在睡前谈论到吓人的话题，这样的话题留到白天讨论。记住，能吓到孩子的东西对他来说是很重大的，即使你觉得这很愚蠢不可信。白天也是一个你和孩子讨论你会如何应对他晚上需求的好时机。

✓ 对于一个入夜后对声音异常敏感的孩子，试着在他入睡时以很低的音量播放一段安慰性的录音。

✓ 如果你的孩子害怕黑暗，留一点昏暗的光或者开着夜灯。

✓ 如果你的孩子会受到图片、绳子、玩偶或家具的困扰，考虑把它们移出卧室。

注意你说话的方式

一个 2 岁的孩子在父母说要在卧室里放一个加湿器时，可能会害怕夜晚失火。当孩子检查了这个机器，并且父母向他解释了机器的工作方式后，孩子开始接受那不是火，只是"有点像火的东西"，他的恐惧就不再有了。

此外，祈祷是许多家庭睡前的必要步骤。然而，某些祷告里的一些动作可能会困扰想象力丰富的幼儿，对他们来说睡觉和死亡的概念倾向于重合。考虑用一些令人舒适的并且孩子容易理解的语言做祷告。

"怪兽" 代表什么

尽管怪兽不是真实存在的，但它们所代表的恐惧是真的，并且对孩子来说很困扰，即使他们并不知道这些怪兽象征着什么。例如，一个担心尿床的孩子可能会以怪兽在夜晚出现的形式来代表他对尿床的恐惧；一个担心愤怒、嫉妒情绪的孩子可能会感觉自己在夜晚被凶恶的怪兽"袭击"。**幻想受到侵略是成长中的一个正常阶段，而这种幻想可能会让孩子在看到电视或电影中相似的画面后变得格外焦虑。**

一些父母会不知道如何应对容易感到恐惧的孩子，最好的办法是承认恐惧的存在，并且向孩子解释这些怪兽是不存在的。**帮助孩子克服内心的恐惧的方式就是，保证他们的父母（也许是任何值得信任的照顾者）在他们身边保护和安慰他们。**

儿童也许不理解他们的恐惧潜在意义上代表着什么，但他们知道由此产生的令人困扰的感觉。为了解释这些感觉，他们想象出了各种替罪羊——怪物或与之类似的东西。恐惧在白天通常处于潜伏状态，那时孩子们忙个不停，没有功夫细想这些问题。然而，当孩子困意袭来，当他们控制情绪的能力消退时，想象力开始迸发。睡觉时，孩子不得不失去本就有限的对周遭环境的控制力。因此，夜晚的情绪席卷了白天里的逻辑，而孩子们也越来越无法避免令人心烦的想法。在白天讨论怪兽以及他们的恐惧可能会很有效。然而，记住，孩子在害怕时往往会在感知情绪、做出反应方面表现得比实际年龄更小（心理学家称之为倒退）。结果就是比起白天，他们在夜晚需要一种不同的安慰形式。有时，你可能会觉得你在夜里面对的是一个不同的孩子，是一个比起白天里独立的他小一两岁的小孩。

别人也会害怕

许多孩子因知道别人也像他一样有恐惧和焦虑而感到安慰。可以选择一些相关绘本讲给孩子听。像莫里斯·桑达克的《厨房之夜狂想曲》❶、《野兽国》❷、梅瑟·迈尔的《我的壁橱里有个小恶魔》❸以及克里斯·范·艾尔斯伯格的《本的梦》❹，还有许多其他的故事，恐惧、噩梦、梦和睡眠在这些故事中是被很小心地描写的。但是需要注意的是，这些故事本身对孩子来说是不吓人的。在白天，当你的孩子不太焦虑时，先给他们读一些这样的故事也许是有帮助的。

掌控"怪兽"需要双管齐下，包括在白天用自信、开放的态度对待问题，在晚上保持冷静。如果你显得冷静且自信，孩子们也会试着模仿你。

应对"怪兽"

应对夜晚出现的"怪兽"和"恶魔"最好的方法是安慰你的孩子，让他们知道在自己的房间里是安全的并且父母在照看着他们。方法的不同取决于孩子个性的不同。对有的孩子来说，寻找怪兽在不在某个地方，比如用手电筒照亮衣柜或扫视一圈床底，恰恰承认了怪兽是真实存在的，所以孩子才会害怕。有的孩子可能还会抓住这次机会来拖延上床时间，提出一些挑战性的问题，比如"你怎么知道怪兽在听到你进来后没有躲起来"，但有的孩子很买这种方法的账。

❶ In the Night Kitchen　❷ Where the Wild Things Are　❸ There's a Nightmare in My Closet
❹ Ben's Dream

没必要在睡前询问你的孩子到底在害怕什么，这样的谈论留到明亮的白天去。如果孩子感到不安，搬把椅子坐在她的床边，如果能起到安慰作用的话可以拍拍她的背，只回答她的问题但不说更多不必要的话。让孩子知道你能理解她的感受，信心十足、满怀支持地给予安慰。待到孩子平静下来，有了困意但还没有睡着时，静静地离开房间，但不要关上门，让她确信自己没有与你们隔离开来，在不打扰到她的情况下，你也可以悄悄地去检查一下情况。

虐待使孩子感到恐惧

对睡觉极端的恐惧可能意味着孩子在经受着身体上或性方面的虐待，尤其是在幼儿园时期。你的孩子可能太小了，或者太害怕告诉你他在害怕什么，或施暴人威胁如果他说出来就会伤害他。如果你怀疑有虐待，或者担心孩子受到平时接触的其他小孩或大人的影响，无论是在家里还是在外面，和孩子的儿科医生做一下咨询。他或她会检查是否有虐待的迹象，也能找出一些关于孩子害怕谈起的身边的人的信息。如果确实有虐待发生，儿科医生会采取措施来减轻这种影响，并且对孩子以及整个家庭进行咨询。

有时候，你一离开房间，你的孩子就再次感到不安和恐惧，在这样的时候，最好的办法可能是坐在床边的椅子上，如果觉得更舒服的话也可以躺在地板上陪着她。不要连续几晚都采用这种方法，不然你会发现自己又有了许多新的麻烦，孩子可能会很快地依赖于你的陪伴才能入睡，而你的目的是为了让她自己好好睡觉。

有一些方法可以既解决这个问题又不会养成依赖你的习惯。详见第四章中"规律地移走椅子"（第71页）。这种逐渐远离孩子床边的方法大概需要1～2周来实现。

当孩子受到惊吓时，可以放宽关于何时可以抱她的规定。试着在床上安抚她，并且如果她需要的话随时准备给她一个拥抱。但是，要把灯都关掉（除非是夜灯），不要屈服于她想和你同床睡或和其他还没睡的家庭成员一起玩的要求。如果你同意让她和你睡一张床，或让她和别的家人一起玩而不睡觉的话，你就是在拖延克服这个问题的时间。安抚孩子睡前恐惧的目的是让她确信自己的卧室是最舒适的睡觉地点。同意她不在自己的床上睡不仅是对她不睡觉的奖励，也加深了她认为自己的床不安全的恐惧感。

学龄儿童的恐惧

在年幼的儿童中，常见的睡眠恐惧来自于他们内心里适应社会环境的挣扎。相比之下，年龄大一点的孩子可能会受更多外界因素的影响，例如无意中听到的父母争吵、媒体对暴力的报道或校园霸凌。新闻、电影和暴力性电子游戏会刺激孩子想象出可怕的画面。当孩子感到无力去解决这些超出他们控制的问题时，他们会很不安，也许会陷入由压力和恐惧混杂而成的抑郁。

若学龄期的孩子因夜晚的恐惧而失眠，那么他需要接受儿科医生的检查和评估。医生会建议父母通过心理咨询来解决问题。

睡眠与死亡

孩子身边人或宠物的去世可能会带来大量的焦虑与睡眠恐惧，他们的担心主要集中于害怕一睡就再也不能醒来。这主要是因为父母会用委婉的词语来形容死亡，比如"我们得让小猫从此睡去了"或"爷爷睡着了，他再也不会醒来了"。

如果去世的人在孩子的生活中只是偶然接触到的，那么这对孩子的影响还不是很深；但如果是十分亲近的人，则会促使孩子产生一系列悲伤、愤怒和恐惧的复杂情绪。

在对孩子解释死亡时，最好的办法是使用恰当的词汇，简单直接地阐述事实，将睡觉和死亡的概念区分开来，如"爷爷的心脏不再跳动了，因为他太老，病得太严重了"。

有时孩子因为保姆的离开或换了保姆而陷入悲伤无法自拔。这时也可以采用相同的方法，"佩奇不能再陪伴我们了，因为她要搬家到很远的地方去，现在我们很幸运的是有贝蒂来照顾你"。在这些安慰方法中最重要的就是向他保证"爸爸妈妈会在你的身边陪伴你"。

真的恐惧还是求关注

如今父母很容易与孩子沟通协调。但有时很难辨别孩子是真的吓到了还是为了让你相信而在表演。在几个晚上通过哭来得到特别的关注之后，孩子可能会继续这样做来确保获得你的关注。这时父母就该准备设置自己的底线。安慰孩子的时候待在他的房间里。聆听他的担心，但你的回应应该简洁而且直达重点："你在自己的房间里很安全，我会照顾着你。"避免会导致更多的恐惧和清醒的谈话。

常见问题
与解答 /

问：我 7 岁的儿子每晚都会被声响吓醒几次，如果我也听到什么声响，我会试着给他解释，但是逐渐有些声响只有他自己能听到。他为此感到烦恼，时常想象家中有入侵者。我想知道是什么原因造成了他的这种行为，以及如何帮助他克服恐惧。他不喜欢和我分开，并有其他一些成年人认为不合理的恐惧。最近，他发展成了脖子不可控制的抽动症状。

答：因为你的孩子正在经历一个恐惧日夜增长的时期，联系你的儿科医生，他将评估孩子的情况并可能推荐另一位专家进行检查。如果你的孩子异常的恐惧变得越来越严重，除了夜晚的时间，白天也有了更多的恐惧，或是情不自禁地重复一些动作、词、祈祷来避开恐惧，那么你该和儿科医生谈谈了。

问：我 9 岁的孩子直到 1 个月前隔壁发生抢劫案之前从来没有睡眠方面的问题。他从前都是晚上 9 点上床睡觉，但现在有一点声响他就会醒，直到晚上 10:30 才能睡着。安眠音乐没有任何作用，我也不想使用药物治疗。

答：睡眠恐惧是正常的，通常在 9 ~ 11 岁达到第 2 个高峰，孩子感受到很真实的恐惧，虽然看上去这毫无理由。在您儿子的实例中，他的恐惧是可以理解的，就像害怕校园暴力一样，这虽然没有发生在他身上，但确是一件真实的事件。

除了安慰你的孩子，你还需要解决你自己的恐惧。一种方法便是和儿子一起检查屋内安全措施，比如火灾逃生路线以及如何拨打紧急求助电话。如果你家里有报警系统，让他阅读使用手册并且练习如何开关此系统，在某些特定的时候让他负责开启系统。如果你的儿子担心自己的安全问题，武术也许会帮他树立更多自信。

因为创伤事件而引发的恐惧一般会在数月后消失。如果这种恐惧变得越来越强烈，与你的儿科医生谈谈，他可以对你的儿子进行评估并提供咨询。

问：我 10 岁的孩子去年失去了父亲。从那时起他好像不能自己睡觉了。

答：跟你的孩子解释你能理解他的痛苦，但是你们必须在自己的床上睡觉来得到充分的休息。咨询儿科医生如何帮助孩子在亲人去世后解决心理问题。许多家庭发现接受咨询比自己应对要有用得多。

问：我们有一个 7 岁的女儿和一个 3 岁的儿子，在我们搬家之前他们都在自己的房间里睡得很好。虽然他们各自有自己的房间，但现在他们想睡在一个房间里。当我们坚持把他们分开睡时，我的儿子在我和丈夫入睡后爬到我们的床上。我应该为他们不在自己的房间里睡觉而担心吗？

答：在搬家后，孩子常会感到有些没有安全感，无论他们有多么期待这种新的变化。如果他们想睡在一个屋子里，让他们睡在各自的床上。他们并不见得是在拒绝你给他们准备的房间，而只是想从熟悉的人身上寻找安慰。给他们时间来适应新的环境，尽量不要再施加其他的他们无法同时应对的变化。几个月之后，他们也许就能适应自己的房间了。

第11章

噩梦、夜晚恐惧和其他半夜清醒

孩子梦到什么受到很多因素的干扰，包括情感和身体的发育程度，在特定的发育阶段面临的情感矛盾，以及白天里觉得有危险性的事情。专家强调，噩梦是正常的并且必须具体情况具体分析。

与其他打扰睡眠的因素不同的是，做梦或是噩梦是正常的，它是我们大脑应对清醒时感情冲突的机制之一。

亚历克斯，2岁，在一次小睡中醒来呜咽着说："看到了大象。大象有尖牙。它追我。它咬我的睡衣！"孩子的脸紧皱着，紧紧地抱着妈妈好像在躲开发狂的动物。

"大象追不上你的，"妈妈说，"那不是真的大象，你只是做了个噩梦。真正的大象是友好且善良的。改天我们去动物园看一看。"

感谢有脑电图，让我们知道了快速动眼睡眠（也就是做梦）在婴儿的睡眠中占据很大比例。事实上，婴儿出生后的前三个月里，每个睡眠阶段都是以快速动眼睡眠开始的。然而，我们无从知晓是否是做梦才让婴儿在睡眠中露出微笑、叹气或皱紧眉头的表情。我们知道的是孩子一旦掌握了足够词汇，就会开始说出自己做了什么梦。对很多孩子来说这通常在两岁的时候发生。

噩梦确实很令人心烦。孩子哭着醒来，感到害怕，需要安慰。很小的孩子也许需要反复地被告诉怪兽不是"真的、活的"，因此怪兽不会伤害他们，妈妈和爸爸会在噩梦发生时给他们依靠。孩子和成人在生病的时候经常会做噩梦，尤其是发热或者需要吃药的时候。

噩梦

为什么孩子会做噩梦

几乎所有的孩子都做过噩梦，至少偶尔做过。通常在他们3～6岁时开始出现。因为这些梦发生于快速动眼睡眠，通常在后半夜。孩子可能会突然醒来或哭泣，或出现在你旁边告诉你他的梦，或想要上你的床一起睡觉。年纪大一点的话他会记得做过的梦。梦中的恐怖的画面如此得真实，以至于想让孩子继续睡觉可能需要花些时间。

不满2岁的孩子很难区分梦与现实。孩子若哭着从噩梦中醒来，安慰他抱抱他，就像他在受到其他惊吓后你会做的那样。给他最喜欢的安慰性的物品也许是个好的办法。

寻找噩梦之外的原因

孩子哭着醒来可能不只有噩梦的原因。检查一下他是否发烧了或有其他提示耳道感染、胃痛（胃肠炎）或其他疾病的症状。你也许需要找一个转移注意力的物品，比如玩具、安抚奶嘴或毯子，放到孩子能感到安慰的地方。

孩子梦到什么受很多因素的干扰，包括情感和身体的发育程度、在特定的发育阶段面临的情感矛盾，以及白天里觉得有危险性的事情。专家强调，**噩梦是正常的并且必须具体情况具体分析。**

学龄前孩子的噩梦

噩梦的浮现通常与夜晚恐惧有相同的诱因。典型的担忧包括害怕迷路、新的小婴儿的诞生，或是父母出差暂时的离开。稍微年长一些的孩子在如厕训练中可能会因想要满足父母的要求但生理上无法做到这点而备受煎熬。一方面，她害怕失去控制；另一方面，她想要获得独立。这个年纪的梦通常反映了这些压力导致的焦虑，危险的怪兽就是性格的一部分反映。

如厕训练不该是个噩梦

如果在如厕训练的过程中孩子经常被噩梦困扰，要消除这种压力。你可能需要暂停如厕训练。当训练时，确保你在孩子成功做到时提供了恰当的鼓励，并且如果他没有做到，也不会因此让他难堪。另外，让孩子停止类似手指画画、玩水和黏土模具等会搞得一团糟的游戏也可能会有效。

3～6岁的孩子需要找到方法解决许多冲动，包括侵略性。比如，孩子因家里添置新成员而产生的嫉妒可能会使他忍不住想要做出危害小婴儿的事。这种矛盾的感情是可怕的，因为孩子担心如果他们的父母知道这一点，他们可能会生气并且惩罚她。

父母此时的责任就是让孩子知道这种消极的情绪是正常的，但是应该学会应对。你需要帮助孩子学会控制自己的冲动情绪，以可以被社会接受的方式行动。孩子轻抚小婴儿可能会变成打，或直接大喊出来："我不喜欢这个小孩儿！"这种情况下，要帮助她了解你是爱她的并且了解她的感受。同时，让她知道你也爱这个小婴儿，并且不允许任何伤害他的行为。

讲故事是传递信息很好的方式，一定程度上是因为读故事给了孩子额外的与父母单独相处的时间，因为小婴儿还太小不能参与其中。寻找一些符合孩子这个年龄段认知，同时内容与上述问题相关的绘本与孩子一起讨论。

表扬孩子像个大哥哥或大姐姐并且让她帮助照顾小婴儿，也许可以鼓励她就像你照顾小婴儿那样照顾宠物或她最爱的玩偶。

同时，你必须帮助你的孩子了解不能被接受的行为和完全错误的行为，并且她必须能相信你举的例子。如果孩子处于一个大声争吵和暴力语言或行为的家庭中，自己的行为会有一些问题，因为她感觉到父母缺乏自我控制力，换句话说，他们没能言传身教。

学龄期孩子的噩梦

噩梦出现最频繁的时期是在 6 ~ 10 岁，在这之后会很少发生。大多数情况下，学龄期的孩子已经习惯于应对新的挑战。然而，学校里令人烦心的事情可能会在噩梦中出现。霸凌、与老师沟通差、拉帮结派、因缺乏运动或社交天赋而遭遇嘲笑，可能会以噩梦或者夜醒的形式出现，并伴随着焦虑和抑郁。如果你的孩子比往常睡得更少或更多了，并且抱怨一些很模糊的症状，比如头痛、胃痛，找理由不去学校或表现出感到没有自我价值，他也许需要帮助来解决学校的问题。咨询老师，来找出具体的问题并且安排与儿科医生的约见，他会检查孩子，也可能推荐你们见更有经验的咨询师。偶尔，令人不安的梦会在青少年期焦虑和不安全感袭来时变得更为频繁。如果孩子告诉你他在做噩梦，也许他还想再讨论些别的什么。问一下关于他的噩梦的情况，并且跟他讨论任何在烦恼着他的事情。

何时该寻求帮助

偶尔的噩梦没什么可担心的。然而，如果孩子经常在半夜从噩梦中醒来或在其他时间突然变得情绪化——想哭、胆小、黏人、脾气差、冲动、难以控制，与儿科医生谈谈。检查的结果可能会显示他需要进行咨询或其他治疗方法。如果年幼的孩子因为与父母有矛盾而做噩梦，整个家庭接受咨询都是有必要的。

限制孩子接触恐怖影像

控制你孩子的屏幕时间，包括新闻广播、视频、电影、电视节目以及游戏。即使你的孩子在白天看起来很享受这些活动，但这些影像会在之后当他有时间回想的时候带来焦虑和噩梦。在一天中，跟你的孩子聊聊他认为吓人的东西，他可能会自己决定不再看这类吓人的节目了。如果不奏效，可以由你来决定他看什么是最适合的。

局部觉醒（睡眠异常）

孩子们的睡眠可能被浅睡眠后的短暂觉醒打断，但是这种局部觉醒无足轻重。然而它们的形式和意义，完全取决于孩子的年龄、健康状况和发展情况。梦游、梦话、夜惊都是局部觉醒的表现。它们在深度睡眠时出现，因为孩子在过度疲惫的时候有更多深度睡眠，所以这些小插曲在孩子经历了活跃的一天或失眠时更普遍。

孩子入睡之后，他们迅速地进入非快速动眼睡眠——无梦睡眠的最深形式。这个阶段叫第一睡眠周期，持续 60 ~ 90 分钟。下一个周期包括浅睡眠和可能出现的短暂觉醒，然后以迅速回到非快速动眼睡眠而结束。一旦这两个最初的周期结束，孩子剩余的睡眠就会在非快速动眼睡眠的浅睡眠和快速动眼睡眠（梦境活跃）之间反复地来回切换。这些伴随着更活跃的梦的快速动眼睡眠阶段在后半夜将变得更长。

即使孩子在非快速动眼睡眠阶段可能出现打怪兽或者尝试从艰难的境地逃跑的场景，但他们并没有做他们会记得的梦。睡眠专家相信，在一个睡眠周期向另一个睡眠周期转换的阶段，身体的深度睡眠系统和唤醒系统同时都很活跃。这时，睡眠者可以说处在一个局部觉醒的阶段。孩子可能会在这些时间说话、移动、行走。他们可能坐下，环视，看起来害怕和沮丧。但他们不会通过任何有意义的方式进行沟通。即使一个孩子看起来好像醒了，但他仍然在睡觉，他不能执行需要使用高级脑功能的任务，如读书或解谜。孩子将不会记得这个阶段发生的任何事。相反地，在快速动眼睡眠时，身体几乎是瘫痪的，做梦的人不能坐下、移动、行走或者说话，但是在梦中意识是活跃的。那些我们能够记起的梦是出现在这一阶段的。或许几近麻痹是一个安全的本能，防止我们在梦中来真的，或是试图从危机中逃脱时伤到自己。

伴随着夜惊或梦游的局部觉醒有可能家族遗传。然而，任何孩子，由于身体上的压力（如失眠或发热）或是精神压力（如家庭日常的改变）也会引起这种局部觉醒。睡眠专家断言，在 5 ~ 6 岁孩子中出现的噩梦、梦游以及其他形式偶然的局部觉醒几乎不可能是身体出现严重问题的信号。然而，如果大一点的孩子第一次出现这种情形或者伴随不寻常的强度，可能是在提示孩子存在潜在的情绪问题，需要接受治疗。

一个正在做噩梦的有睡眠障碍的孩子需要帮助他冷静下来，然后引导他回自己的床。即使一开始他会抗议，但只要家长坚持下来，整个家庭都会睡得更好。

夜惊

夜惊在学龄前和刚入学的孩子中最常见。它们可能出现在学步期的小孩，但是通常不会出现在婴儿中。它很像噩梦（孩子睡眠中惊醒，看起来害怕并哭泣），但实际上并没有那么令孩子心烦意乱。孩子没有完全醒来，通常不记得这个小插曲。

在发生夜惊时，孩子哭或尖叫并拍打床。她通常睁大双眼，面部表情很奇怪。家长发现局部觉醒令人不安的原因之一是孩子看起来和表现出的和他们平时很不一样。她的心跳很快，汗水湿透了衣服。她的举止如此奇怪而用力，以至于家长给医生打电话报告孩子癫痫发作。家长本能的反应就是抱起孩子，把她从这个看似不好的梦中叫醒。然而，孩子在夜惊时并不会因为家长的干扰而平静下来。即使她大声喊出父母的名字，但她很可能不会回应他们的触摸，并且会在他们试图叫醒她时变得更加狂躁。

即使一个孩子可能会因为害怕而尖叫，或者大声说"不，不！"或"我不能！"，夜惊对父母的困扰更甚于孩子。孩子可能不是在做噩梦，并且醒来后就什么都不记得了。夜惊发作的时间平均在 5 ~ 30 分钟之间，通常在前半夜发生，并有可能在同一晚发生好几次。夜惊结束后，孩子可能会趋于平静，如果她醒来，会再次入睡。

如果你能从夜惊中唤醒孩子，你的紧张情绪有可能会让她感到不安，并无法重新入睡。如果仔细询问，她可能会编造出一个噩梦并且最终自己也相信了。最后，当大一点的孩子突然醒来，伴随着心跳加快和其他害怕的感觉，她可能会错误地用一个梦来解释自己的感受。尽量保持冷静，不要试图唤醒夜惊中孩子。尽量让它自己过去。

有些孩子有反复的夜惊，有些仅有一次发作。即使是反复发生夜惊，随着孩子的成熟，不需要治疗也会自然消失。

对付夜惊的最好方法就是：

✓ 不要试图唤醒你在夜惊中的孩子。

✓ 温柔地拥抱或抚摸你的孩子，如果她能容忍接触。

✓ 不要摇晃你的孩子，不要问她问题，或者试着安慰地。只需要拥抱她和低声说"我在这"。

✓ 把灯调暗，轻声说话。

✓ 和你的孩子待在一起，直到她平静下来，然后再次入睡。

✓ 移走危险的或不稳定的物品，以防你的孩子在夜惊时行走而造成伤害；检查你家里的其他地方是否安全。

✓ 有些孩子在过度疲劳的时候有夜惊。让你的孩子提早一个小时上床睡觉可以有助于预防夜惊。

常见儿童异常睡眠

	噩梦	夜惊	梦游	意识不清的唤醒
受影响儿童的比例	几乎所有	低于 10%	低于 20%	低于 20%
好发年龄	6 ~ 10 岁	4 ~ 12 岁	8 ~ 12 岁	小于 5 岁
发生时间	后半夜	前半夜	前半夜	前半夜
主要的情绪表现	害怕	害怕和困惑	困惑	困惑
行为表现	突然醒来	突然坐起并尖叫	下床并行走	坐起并盯着前方，在床上翻来翻去
表现	害怕和警觉	惊吓、困惑、颤抖和大汗	平静	焦虑和困惑
声音	哭并说出梦	大喊或哭	安静	胡言乱语、哭或喊叫
回应	寻求安慰	没有回应或者拒绝安慰	没有回应	狂躁并且拒绝安慰
重新入睡	延迟	迅速	迅速	迅速
记忆	清晰的记忆	无印象	无印象或少数记忆	无印象或少数记忆

注：资料来源于 http://www.sleepeducation.com/news/2012/11/11/comparing-child-parasomnias

梦游

就像夜晚的恐惧和说梦话一样，梦游在孩子从无梦境的睡眠中不完全醒来时发生。6 ~ 16 岁的孩子每 100 个人中大概会有 15 个偶尔梦游。父母如果看到孩子在游荡，显然醒着但却毫无回应时应该感到警惕。然而，当梦游在青春期前发生时，通常与人的性格或行为都是无关的。尽管梦游不是情感压力的必然症状，但许多人通常在有压力，比如在学校考试的时候更容易发生梦游。

孩子大概在睡着后 2 ~ 3 小时的时候开始梦游。他们的步伐可能是犹豫的或磕磕绊绊的，通常没有目的性，尽管有的梦游者也会做出其他举动比如穿衣服，开门和抽屉，小便（有时不在厕所里），以及翻找冰箱。每次梦游可能会持续半小时之长。

没有必要唤醒梦游的人。事实上，如果你这样做了，你的孩子可能会感到不知所措，如果伴有夜惊，他可能会在醒来时感到痛苦。最好轻轻地引导他走回床上。他会在早晨醒来而不记得任何夜里的事情。

意识不清的唤醒

顾名思义，意识不清的唤醒就是孩子看起来像是醒了但是意识不清。她可能会看着你但不认得你。她会说一些毫无意义的话，大喊大叫并四处窜跑。意识不清的唤醒与夜惊类似，但这种情况下，孩子只是意识不清，而不会害怕。这通常发生在前半夜并且持续 5 ~ 15 分钟，但某些孩子可能会持续更久。同夜惊一样，孩子醒来后通常不会记得这些事。当发生意识不清的唤醒时你不需要做什么，实际上，试图安慰或抚摸孩子会让她更加不安。意识不清的唤醒比较常见，每 5 个孩子中有 1 个会经历至少其中一种情况。孩子 5 岁之后开始不再出现这种情况。

说梦话

与梦游、夜惊和意识不清的唤醒不同的是，大部分孩子和成人会在睡觉时讲话、大笑、哭泣，以至于说梦话不被认为是一种睡眠问题或异常的行为。同梦游一样，孩子不会在快速动眼睡眠期（梦境活跃）时说梦话，而是在非快速动眼期和快速动眼期的过渡阶段发生。尽管说梦话的人看上去可以回应问题，但是他是没有意识的，并且不应该为他说的任何话负责。说梦话的人不会记得任何睡觉时的事情，第二天早晨问他是没有任何意义的。尽管你可能会觉得跟他对话过。

尿床

大多数孩子在 3 ~ 4 岁时接受全面的如厕训练，他们完成白天控制排尿之后的 6 个月到一年，可以做到在夜间也不尿床。然而，有 15% 的孩子在 5 岁或更大的时候继续尿床。尿床通常发生在没有做梦的睡眠中。男孩与女孩相比，尿床的时间会更长。大多数情况下，孩子只是在感到膀胱满了就醒来这方面比一般人发展地慢了一些。问题通常在孩子长大后就消失了。

持续的尿床通常与家族史有关：尿床的孩子 15% ~ 20% 都有家族史。事实上，如果双亲都有尿床史，他们的孩子有超过 50% 的概率再长大一点后仍然尿床。研究显示，尿床有遗传特性。这会影响到孩子何时会停止尿床。

不是所有尿床的孩子都有夜醒的毛病。实际上根据父母描述，大多数孩子会睡得很沉，他们在尿床多次后继续酣睡，只有在湿衣服或湿床单让他们感到冷的时候才会注意到。大多数孩子直到上学才开始为尿床而烦心，然而，有些可能会在年幼的时候就受此困扰。

如果孩子持续尿床，咨询儿科医师来评估这种情况，并且必要时请他推荐治疗方法。当孩子不尿床 6 个月或更久之后又尿床，或当孩子白天也会尿裤子时，他就真的应该看儿科医生。导致这个问题的原因可能是身体上的，比如尿道感染、糖尿病、睡眠呼吸暂停甚至便秘。有些孩子可能也会有抗利尿素分泌的问题，这是一种能让身体在睡眠时少产生尿意的激素。

再次尿床的孩子可能是面临着有压力的事情。典型的压力包括第一天上学，家庭新成员的诞生，或与父母的矛盾。如果你在孩子有压力时发现他尿床，安慰他，提供他所需要的情感上的支持，并且尝试减少这种压力。如果孩子尿床超过 2 周，或者你不能确定压力的原因，可以咨询儿科大夫看是否需要更多处理，必要时安排与儿科医生的见面。

如果你的孩子尿床，不要因此发火。当意外发生时，让孩子帮忙换睡衣，但不要把这变成一种惩罚。如果他穿着尿不湿会更有安全感时就让他这么做，然而，一旦孩子告别了尿不湿，他就不再想回到那一步了。另一种选择是用可清洗的吸水内裤，孩子可能更容易接受。这也能减少洗床单的次数。让其他家庭成员知道嘲笑是决不被允许的。

对经常尿床并且没有遭受疾病或情绪困扰的孩子来说，下面的方法可能会奏效。这些方法在孩子长大一些，会为尿床而烦恼时更有效。事先应与儿科医生讨论，来确保这对你的孩子是合适的。

✓ 与孩子讨论这个问题，让他知道你可以理解他并且这不是他的错。

✔　不要禁止夜晚喝水，但是要规劝孩子不要在睡前喝大量的水，特别是不要喝任何含有咖啡因的饮料，比如软饮和冰茶。

✔　提醒他睡前最后上一次厕所。

✔　建立一张表格，用贴纸奖励他不尿床的夜晚，但避免任何惩罚暗示。一旦他积累了一定的贴纸，小小地奖励他，并且及时地履行对奖励的承诺。

这种正反馈的方式对大多数孩子都是有帮助的。如果 3 个月后没有任何改进，再次与儿科医生聊一聊下个阶段的治疗方法。尿床报警器可能是最有效的长期治疗方法。也可以用药物来改变孩子睡眠的生物钟。或者你的医生会开一种可以帮助膀胱保存液体的激素类药物，它会通过欺骗身体没有多余的液体来抑制尿意，以此来防止尿床。

很小部分的孩子看起来没有从治疗的方法中得到帮助。然而，几乎所有的人在青春期后都会摆脱这个问题。100 个成人里不会超过 1 个还持续地尿床。直到孩子克服了尿床之前，他都需要大量来自家人的情感上的支持。咨询儿科医生和其他健康专家同样会有用。即使治疗不成功，也要鼓励孩子避免大量喝水以及睡前最后上一次厕所来尝试不尿床。作为一条常规，他应该避免含有咖啡因的饮料，这会刺激尿意。咖啡和茶显然是咖啡因的来源，即使是写着无咖啡因的咖啡和茶同样含有一些咖啡因。可乐和其他许多软饮也可能含有咖啡因，仔细地检查食品的成分标签。提高孩子膀胱储尿的能力也是有用的，咨询儿科医生的意见。

小心广告上的治疗方法

不要被电视、网络、杂志或其他出版物上治疗尿床的广告所引诱。儿科医师可以提供可靠的关于治疗尿床的建议。

常见问题
与解答／

问：我 4 岁半的女儿有时会做噩梦，并且现在会害怕上床睡觉。我该怎么解决这种情况？

答：噩梦在年幼的孩子中是常见并且是正常的。它们通常与不安的情绪有关。即使你 4 岁半的孩子知道她在梦中看到的不是真的，她的噩梦仍是吓人的。经常做噩梦的孩子需要安慰和支持。

为了帮助她在睡前放松，你可以读个安慰性的小故事。避免睡前看电视或玩电脑游戏，因为这些画面可能太有刺激性。你也许可以坐在她床边几个晚上等待她入睡。一旦她习惯了你在的时候变得瞌睡，你可以尝试一些"奇招妙法"（见第 96 页"打零工"）。通过这种方法，找一些越来越需要时间的事情做以此离开她的房间，但总在约定的时间回到那里。开个夜灯或开一点门，这样你的女儿就可以以此安慰自己。

当孩子的睡眠被噩梦打断，给她身体上的安慰和抚慰性的话语。如果她想聊一些自己梦到的可怕景象，让她尽管说，随后告诉她这些不会伤害到她来让她安心。不然的话，也可以留到白天时再讨论这些。你也许需要偶尔在她感到瞌睡时坐到她身边。然而，不要养成这样的习惯，如果养成习惯，你离开房间时可能会对她的睡眠带来更大的干扰。

如果噩梦经常发生（一周一次或几次），这就可能是个问题。与儿科医生讨论一下这个问题。

问：我 9 岁的儿子尿床了。他的父亲 5 年级的时候也会这样。我知道儿子需要睡觉，但我忍受不了他睡在湿漉漉的床单上。过去我会叫醒他让他去厕所，但这使得他夜晚无法好好休息。我该如何最好地解决这个问题？

答：如果你的孩子不担心尿床的问题，就不要把它当个问题。他睡在温暖湿润的床单上是不会生病的。就像你指出的，让孩子起来上厕所只会打扰到每个人的睡眠，并且这对于让他不尿床并没有什么帮助。

提醒你的儿子每晚关灯前最后一次上厕所。尽管大家不再认为睡前不喝水可以阻止尿床，但睡前喝一大瓶水总是不好的。当然他不该喝任何有咖啡因的饮料比如冰茶、可乐和其他软饮，它们会使尿量增加。

可以用防水床单和一次性吸收垫来保护床垫不被尿湿。鼓励你的儿子每天早晨洗澡前后帮助换被褥。跟他商量是否愿意晚上穿一次性纸尿裤或是隔尿裤。安慰他，让他知道你不会因为尿床而怪他；尿床可能是家族特性，并随着孩子长大就好了。如果他为此焦虑，寻求儿科医生的意见。

第 12 章

睡眠呼吸暂停

许多婴儿最初有婴儿间断呼吸，这是一种非常不规则的呼吸方式。虽然父母因为注意到宝宝在睡觉时停止呼吸几秒而感到惊恐，但其实这是一个正常的现象。

睡眠呼吸暂停很常见，大约有2%的儿童有睡眠呼吸暂停的问题，包括许多未确诊的病例。如果不治疗，睡眠呼吸暂停可能导致各种问题，包括心脏问题、行为问题、学习问题和生长问题。

从宝宝出生的第一天起，大多数父母就注意到宝宝的呼吸方式。他们可能反复检查婴儿的胸部和腹部起伏，以确认他在正常呼吸。

许多婴儿最初有婴儿间断呼吸，这是一种非常不规则的呼吸方式。虽然父母经常因为注意到宝宝在睡觉时停止呼吸几秒钟而感到惊恐，但其实这是一个正常的现象。呼吸可能有暂停（长达 20 秒），接着再快速呼吸 20 秒。然后宝宝的呼吸变得规律。这种情况不会有皮肤颜色的变化。只要呼吸暂停是短暂的，并且宝宝的皮肤颜色是正常的，就可以认为是正常的。然而，如果你注意到宝宝总是呼吸快，或者宝宝的皮肤颜色有变化，或者呼吸暂停时间很长，就需要联系你的儿科医生。

婴儿睡眠呼吸暂停

虽然周期性呼吸是一个正常的发展阶段，但如果呼吸暂停超过 20 秒是不正常的。呼吸暂停也可能出现心率下降或肤色改变。大多数婴儿呼吸暂停是中枢性呼吸暂停，这意味着它是在大脑的控制下（换句话说，在中枢神经系统的控制下）发生的。在早产儿中呼吸暂停更频繁，因为他们的大脑还没有发育成熟，还不能很好地控制呼吸。大多数早产儿在出院回家后就不再有呼吸暂停。呼吸暂停也更常见于暴露在二手烟中甚至在孕期就暴露在二手烟中的婴儿。如果你的宝宝有较长时间（超过 20 秒）的呼吸暂停或皮肤青紫，肌张力发生改变，有发热或其他疾病的症状，立即拨打急救医疗服务电话（120）或宝宝的儿科医生。

有些反复发生呼吸暂停的婴儿可能需要接受药物治疗。此外，你的医生可能会建议你使用心电监护仪，这是一个如果呼吸暂停的时间超过你的设定值就会发出警报的装置。当然，对于健康的婴儿，有典型的"停止和启动"的周期性呼吸，这个仪器是没有必要的。

较大儿童的阻塞性睡眠呼吸暂停

阻塞性睡眠呼吸暂停在年龄较大的儿童中很常见。这种情况的特点是在呼吸道（鼻子和肺之间）发生阻塞，扰乱了睡眠时的正常呼吸和正常的睡眠模式。症状包括：

- ✓ 频繁打鼾；

- ✓ 睡眠时呼吸困难；

- ✓ 白天困乏；

- ✓ 注意力难以集中；

- ✓ 行为问题。

如果你发现任何这些症状，尽快联系你的儿科医生。父母可能意识到孩子睡得很不好，白天看起来很疲倦和烦躁，但可能要花很长时间来确定这种情况成为了一种模式，从而向儿科医生进行咨询。

在许多情况下，呼吸音粗仅仅是一个轻微的呼吸道感染或过敏的症状，会在疾病痊愈后消失。然而，慢性呼吸暂停剥夺了孩子的睡眠，并可导致白天困乏或注意力不集中，这干扰了孩子在学校的表现，并妨碍她正常能力的发挥。在少数情况下，严重和长期的呼吸暂停，如果不治疗，可以导致高血压和心力衰竭。

儿科医生可能会建议进行一项称为"多导睡眠图"的夜间睡眠监测，用几个传感器连接到孩子身上，来监测呼吸、血氧和脑电波。脑电图是用来监测脑电波的。整夜的多导睡眠图可以在医院或独立的睡眠实验室里进行。

监测的结果将显示你的孩子是否患有睡眠呼吸暂停。其他专科医生，如小儿呼吸科医生、耳鼻喉科医师、神经科医生和专门接受过睡眠障碍培训的儿科医生，都可以帮助你的儿科医生做出诊断。

导致阻塞性睡眠呼吸暂停的原因

睡眠呼吸暂停的最常见原因是扁桃体或腺样体肥大，肥胖是另一个常见原因。还有许多其他潜在的原因，如神经肌肉异常、脑瘫、遗传性疾病（如唐氏综合征）、鼻塞和头面部畸形。扁桃体是位于孩子喉咙两侧的卵圆形的红色团块，它帮助身体对抗感染。你只能通过 X 射线或特殊的镜子来观察腺样体，因为它位于鼻腔后部与咽喉之间。扁桃体和腺样体组织的生长速度比呼吸道本身快，气道内还有一些多余的组织，并且在睡觉的时候呼吸道肌肉更松弛，所以孩子们经常打鼾。这通常不至于导致睡眠呼吸暂停，随着孩子长大和气道变宽，打鼾的情况会减少。事实上，许多儿童肥大的扁桃体和腺样体不会导致发生睡眠呼吸暂停。然而，如果你的孩子一直打呼噜，特别是白天有困乏、难以集中注意力或有行为问题，你应该咨询儿科医生。睡眠监测可以告诉医生孩子是否有睡眠呼吸暂停或只是打鼾。

如何治疗阻塞性睡眠呼吸暂停

治疗阻塞性睡眠呼吸暂停最常用的方法是切除孩子的扁桃体和腺样体。这种手术被称为扁桃体和腺样体切除术。它在治疗睡眠呼吸暂停方面很有效，但并不总是成功的，因此术后随访评估非常重要。

另一种有效的治疗方法是持续气道正压通气，它要求孩子在睡觉的时候戴上面罩。面罩通过向孩子的鼻子提供稳定的空气压力，让她舒服地呼吸。持续气道正压通气通常用于那些术后效果不好，或没有进行扁桃体切除术和腺样体切除术的人。

超重与呼吸暂停

正如前面提到的，超重和肥胖的儿童发生阻塞性睡眠呼吸暂停的风险更高。在过去的 30 年里，儿童和青少年超重或肥胖的人数急剧增加。在美国，至少每 3 个儿童中就有 1 个孩子超重或肥胖。

呼吸暂停和白天困乏只是与身体脂肪增加有关的健康问题中的一部分。糖尿病、心脏病、高血压、抑郁症、自卑和循环系统障碍也是与超重有关的严重慢性疾病。此外，呼吸暂停和白天困乏可能会导致其他问题，如学校表现、行为和注意力问题。

如果您的孩子超重，他可能需要使用持续气道正压通气（CPAP），直到体重降至正常。你应该向儿科医生咨询营养计划，以稳定孩子的体重，减少他患呼吸暂停的风险。对于严重肥胖患儿，医生会推荐咨询有经验的注册营养师来帮助孩子。

把孩子对着屏幕的时间限制在一天2小时以内，包括视频和电脑游戏。让他去开展一项定期的、适度的锻炼活动。这将帮助他燃烧卡路里，也会使他感到疲乏，会睡得更好。然而，不要让他在就寝前锻炼，这可能使他更难以入睡。开始时定一个适度的目标，可以是每天步行或游泳半小时，然后逐渐增加锻炼的时间。试着找到一个他喜欢的运动，这样他更有可能坚持下去。如果他不喜欢单独锻炼，就和他一起锻炼。比减轻现有体重更重要的是采取健康、终身的方法来控制饮食和运动，帮助你的孩子瘦下来，睡得更好。

记住，良好的睡眠对健康很重要。如果你的孩子患有睡眠呼吸暂停的症状，和你的儿科医生谈谈。正确的诊断和治疗意味着你的孩子和家人每天都能得到休息。

常见问题
与解答／

问：我4岁的儿子打鼾声音很大，每天晚上都醒来好几次。他的扁桃体看起来非常大，我担心这会引起睡眠呼吸暂停。

答：幼儿的扁桃体通常会更大，这是相对于他们与成人的身高比例来说的。然而，肥大的扁桃体和腺样体也可能意味着孩子需要药物治疗。肿大的组织会阻塞呼吸道，发生呼吸困难。因此，你的孩子可能一夜醒很多次，出现窒息和呼吸困难。

健康儿童出现声音很大的打鼾是不正常的。虽然孩子的打鼾、反复醒来和扁桃体之间可能没有联系，但请给你的儿科医生打电话来安排检查。

第 13 章

过敏与睡眠问题

在美国，过敏是最常见的慢性疾病之一，它通常始于童年时期。过敏通常有家族史。过敏性疾病包括湿疹（特应性皮炎）、花粉热（过敏性鼻炎）、哮喘和食物过敏。患有过敏性疾病的孩子可能有睡眠问题。

在美国，过敏是最常见的慢性疾病之一，它通常始于童年时期。根据定义，过敏是一种机体对于一般来说的无害物质发生的过度免疫反应。遗传是过敏的最大危险因素，换句话说，过敏通常有家族史。过敏性疾病包括湿疹（特应性皮炎）、花粉热（过敏性鼻炎）、哮喘和食物过敏。患有过敏性疾病的孩子可能有睡眠问题。

湿疹（特应性皮炎）

湿疹或特应性皮炎是一种慢性的以皮肤瘙痒为典型表现的复发性炎症性皮肤病，它可以扰乱睡眠。除了瘙痒，皮肤通常会很干，可能出现结痂、脱皮、起泡、开裂、渗出或出血。湿疹往往发生在有过敏倾向或有家族过敏史的婴儿或儿童。

湿疹必须要给予良好的皮肤护理，包括保湿和使用温和不刺激皮肤的肥皂和无香味产品。皮肤护理还要包括控制炎症、瘙痒和可能的感染。儿科医生可以给孩子开抗生素软膏或乳膏。瘙痒会影响睡眠，可以用保湿的软膏或乳膏治疗。燕麦浴可能有助于缓解瘙痒（前提是孩子不对燕麦过敏；对于存在食物过敏的儿童注意使用不含过敏食物成分的产品）。对于严重病例，口服抗组胺药物（如苯海拉明、安泰乐）可以用来控制瘙痒。因为抓伤会伤害皮肤，最大限度地减少抓伤可以预防感染的发生，伤害皮肤还包括使用漂白水（把 1/4 ~ 1/2 杯家用漂白剂加到满满一浴缸水里）。严重的皮肤感染可能需要局部或口服抗生素治疗。随着湿疹的好转，睡眠质量应该也会改善。

重要的是要提醒家人，湿疹是一种慢性疾病，尽管给予了积极的皮肤护理，症状还是会反复的。虽然大多数儿童的症状随着年龄的增长变得不那么严重，但并没有痊愈。

患有特应性皮炎的儿童通常会抱怨瘙痒使之无法入睡，这些孩子即便没有症状后还会有睡眠问题。许多特应性皮炎的患儿会出现哮喘，在这些孩子中，早期但尚未确认的哮喘症状可能是睡眠困难的原因。

花粉热 / 过敏性鼻炎

如果你的孩子出现流鼻涕、眼睛发痒、发红或浮肿，但并没有感冒或感染的症状，那么他有可能是花粉热（过敏性鼻炎），这是由吸入环境中的过敏原所导致的反应。最常引起这种过敏的是花粉、尘螨、霉菌和动物皮屑。

像其他过敏性疾病一样，父母双方或有一方过敏，那么孩子更容易患花粉热。花粉热一般发生在较大儿童，因为往往需要几年的时间来形成过敏症状。例如，花粉或季节性过敏症在 2 岁以下的儿童中并不常见。

花粉热或过敏性鼻炎的人通常有睡眠问题，因为他们有鼻塞、咳嗽（鼻后滴漏）和打喷嚏，这些都使他们难以入睡。鼻塞可以导致打鼾或睡眠呼吸暂停。家长们也观察到，有慢性鼻塞的儿童容易乏力，并在学校、活动和体育运动中表现不佳。受损害程度与花粉热症状的严重程度有关。如果你觉得孩子的花粉热影响了他的睡眠，联系你的儿科医生。

过敏症状通常用口服抗组胺药物来治疗。嗜睡是抗组胺药物的一种副作用。通过在夜间给药，可以利用这种副作用，帮助你的孩子更好地睡眠，同时缓解过敏症状。如果你的孩子需要在白天用药，使用有较少镇静作用的抗组胺药（例如，氯雷他定、非索非那定、西替利嗪），这样不会引起嗜睡，以避免在学校有可能出现的潜在的问题。

哮喘

哮喘是一种慢性疾病，现在影响到美国约 500 万儿童，并且数量还在上升。哮喘是由气道炎症和气道痉挛引起的。痉挛会使气道变窄，孩子出现呼吸困难。哮喘会导致咳嗽或哮鸣音（呼吸时出现吹口哨的声音）。

除喘息外，哮喘还会引起的症状包括：

✓ 胸闷；

✓ 反复咳嗽，特别是在夜间或运动后；

✓ 呼吸急促；

✓ 三凹征（腹式呼吸）。

哮喘常见的症状之一是咳嗽在夜间、运动中或运动后加重，或与刺激物接触后发生咳嗽，如香烟烟雾或动物过敏原。有时咳嗽会反反复复，并在咳嗽后呕吐。

夜间哮喘症状更严重，这导致儿童经常醒来，并且睡眠不足。咳嗽、喘息、气短导致的夜醒，如果总是每月超过一次，应去看医生。

一些平喘药物，尤其是那些用于控制哮喘急性发作的药物，是能让孩子们保持清醒的化合物。这些药物不会每天使用。但是，如果孩子正在接受哮喘治疗，难以入睡或难以睡得沉，那需要问儿科医生是否是此类药物引起的睡眠问题。

食物过敏

食物过敏影响约 8% 的美国儿童。在食物过敏中，免疫系统试图对抗过敏食物中的蛋白质，就像它们是和细菌或病毒一样的外来入侵者。食物过敏的症状通常发生在进食过敏食物后几分钟到几个小时内，可能包括荨麻疹、浮肿、呕吐、腹泻、咳嗽、气喘、咽喉发紧和意识丧失。死亡虽然罕见，但也有可能在食物过敏时发生。

食物过敏偶尔会导致睡眠问题。容易引起过敏的食物包括牛奶和由牛奶、蛋清、小麦、大豆、花生、坚果（如胡桃和碧根果）、贝类和巧克力等制成的产品。有些人也可能对玉米过敏。如果您怀疑孩子的一些症状，包括睡眠问题，与过敏或食物不耐受有关，请儿科医生进行评估。

常见问题
与解答 ╱

问：近 1 个月，我 3 岁的孩子晚上数次咳醒。她白天不咳嗽，但一到晚上就开始咳嗽。

答：打电话给孩子的儿科医生，他会检查你的孩子，并评估她的呼吸系统。在夜间咳嗽严重可能是哮喘或鼻后滴漏的一个表现。（不要给她服任何非处方药物。美国儿科学会强烈建议，不给 2 岁以下的婴儿和儿童服用非处方止咳药和感冒药，因为有可能出现危及生命的副作用。此外，一些研究表明，感冒药和止咳药对 6 岁以下的儿童不起作用，并可能有潜在的严重副作用）如果诊断哮喘，你的儿科医生会开处方治疗哮喘，并帮助识别哮喘的诱因，找到避免孩子暴露在诱发因素下的方法。

第14章

头痛、腿痛、癫痫与
睡眠问题

因为孩子正在长身体，所以他们比大人需要更多的睡眠。但是当孩子放松下来准备睡觉的时候，神经系统的失调会影响孩子的睡眠。

因为孩子正在长身体，所以他们比大人需要更多的睡眠。但是当孩子放松下来准备睡觉的时候，神经系统的失调会影响孩子的睡眠。

头痛和偏头痛

有频繁头痛和偏头痛的孩子更容易出现睡眠困扰，包括夜间惊醒、白天犯困和睡眠质量不高。我们知道大多数成年人会有偏头痛，他们会有严重的跳痛、一侧头痛和其他表现。有偏头痛的孩子也会有头部跳痛，开始时一侧头痛，有时发展成另一侧也有头痛。他们会觉得昏昏欲睡或发现睡觉会让头痛好一些。

然而孩子的偏头痛也会表现为腹痛，伴有恶心、呕吐、易怒、多动，或表现为其他伴有或者不伴有头痛和呕吐的症状。在许多有偏头痛的孩子中，父母一方或双方有过头痛、偏头痛或睡眠问题。研究人员认为，导致偏头痛和部分觉醒的机制可能是来自大脑的同一个部位。一些有偏头痛的孩子也会在头痛开始前出现视觉障碍，表现为"光环"。

一个经常头痛的孩子应该去做检查，以确保没有潜在的问题。只有极少数头痛是由严重的疾病引起的。不管怎样，大多数孩子在儿科医生保证他们没有毛病以后，几乎不会再有头痛和焦虑。孩子的儿科医生会推荐一些方法，来识别和避免孩子的头痛或偏头痛，还会指导你和你的孩子如何使用止痛药。

需要治疗的头痛

如果你的孩子有以下情形，应及时去看儿科医生：频繁的头痛；因为头痛而醒来；有突然的严重的头痛；头痛时伴有呕吐。大多数反复的头痛并不严重，然而，你的儿科医生可能要视情况排除一些其他的可能情况。

不安腿综合征

一些孩子抱怨他们不能入睡是因为他们的腿不能放松。他们可能会表述有一种不舒服的感觉，觉得好像有虫子在腿里面爬，这让他们感到很紧张。当他们踢腿、蜷腿或站起来走动的时候，这种感觉就消失了。医生称之为"不安腿综合征"。这是一种神经系统疾病，它可以在任何年龄发生，随年龄增长发生率上升。这种病也会发生在儿童，孩子会感觉有"发痒的骨头"。如果你怀疑你的孩子是不安腿综合征，你应该和儿科医生讨论这个问题。

引起不安腿综合征的病因尚不明确，但显示有遗传倾向。在孩子有铁缺乏或营养缺乏的时候更容易发生。许多肾透析的患者也会发生不安腿综合征。在不活动的时候，如长途坐车、坐飞机或在电影院看电影，往往会触发与不安腿综合征相关的不适。

生长痛

一些女孩和男孩会抱怨睡觉的时候肌肉痛，或者睡了一两个小时后被腿痛和胳膊痛疼醒。这些疼痛有时被称为"生长痛"。虽然没有人知道确切的原因，但"生长"并不是原因。即使在青春期生长高峰，孩子的成长速度也不会快到痛的地步。

生长痛可能是由于过度劳累造成的。孩子在玩耍的时候不会感到疼痛；而当肌肉放松后，就会感到疼痛了。

你无法阻止生长痛，但是你可以帮助缓解这种疼痛。让孩子在尽情玩耍的过程中适当地定时休息，并鼓励孩子参加各种各样的运动和活动。这样可以锻炼不同的肌肉群，避免日复一日地过度训练同一块肌肉。睡前洗个热水澡有助于舒缓肌肉，减轻疼痛。当被生长痛困扰的时候，轻轻按摩孩子的四肢或给予对乙酰氨基酚、布洛芬口服等都可以缓解疼痛。

需要治疗的肌肉痛

如果孩子出现下列任何情况，请咨询儿科医生：

✓ 严重的疼痛；

✓ 经过制动（rest）、冰敷（ice or a cool compress）、加压（compression）和抬高（elevation）（RICE，急性运动损伤处理原则）处理后肿胀不能缓解或在 24 小时后加重；

✓ 发热；

✓ 肌肉中有肿块；

✓ 跛行；

✓ 肌肉外面的皮肤发红或皮温增高；

✓ 尿色变深，尤其是发生在运动后（如果很严重，需要看急诊）。

癫痫和癫痫发作

在美国有 3%～4% 的孩子被诊断为癫痫，这是一种以反复发作惊厥为特征的慢性神经系统疾病。惊厥（有时被称为抽搐）是由于脑电异常引起的意识、身体运动、感觉或行为的突然的暂时改变。

"癫痫"这个词过去常常被用来描述癫痫的反复发作。有些反复发作的惊厥病因是明确的（症状性癫痫），有些不明确（原发性癫痫）。

孩子突然出现的某些突发状况会很像癫痫发作，而实际上不是。比如屏气、晕倒（昏厥）、面部或身体抽搐（肌阵挛）和睡眠障碍（例如夜惊、梦游、猝倒）。

有时候，失神发作（以前称为癫痫小发作）可能被误认为白天嗜睡或白日梦。有失神发作的孩子会表现短暂的茫然地凝视或一次简短的（1～2秒）失神。这主要发生在年幼的孩子，因为很轻微，以至于没有被注意到，直到他们的学业开始受到影响。许多常见的儿童癫痫综合征往往开始于 5 岁后，药物很容易控制它，并且通常在青春期消失。

癫痫发作有时会影响熟睡的孩子。虽然通常会发生在刚睡着时或清醒时，但其实它可以发生在睡眠的任何时间。如果经过恰当的治疗，它不会造成持续的影响。

一些治疗癫痫的药物会使孩子在白天昏昏欲睡或影响到夜间正常睡眠。癫痫本身会干扰睡眠，而睡眠被剥夺又会引发癫痫发作，所以在某些情况下，孩子可能会陷入恶性循环，使情况变得更糟。你的儿科医生会调整抗癫痫药物的用量和用药时间，以帮助孩子在适当的时候休息。

第15章
消化系统与睡眠问题

食物通过几个方面来影响睡眠。有些食物可以助眠；有些食物可以让人清醒；而对食物的过敏会引发一些不适，从而影响睡眠。

　　不难理解，父母在他们的孩子有消化系统问题时变得焦虑。这些问题同样会导致出现睡眠问题。你想尽最大能力让孩子觉得舒服，但是让孩子安静下来并准备睡觉，在大多数情况下是一个挑战，这会让家长和孩子感到很大的压力。在这一章，我们主要说一下肚子不舒服，其中包括胃食管反流对睡眠的影响。

胃食管反流

　　孩子偶尔会因为胃食管反流导致的胸部烧灼感和嘴里有酸味而醒来。位于食管下端的环形肌肉被称为食管下端括约肌，这个括约肌松弛时会让食物经食管进入胃里，然后再收缩以便食物可以留在胃里。但是如果括约肌在错误的时间打开，会造成混合了胃酸的胃内容物进入食管，造成烧心等不适。这会偶尔导致入睡困难。

　　婴儿的胃食管反流是很常见的，并通常被认为是发育过程中的正常现象。大多数家长知道反流，但很少关注它。随着婴儿肌肉的发育完善，胃食管反流也会消失。总体上来说，婴儿的胃食管反流只有在出现体重不增、或呼吸问题、或很不舒服时才会被关注。许多婴儿会因为吃得太多而有轻微的胃食管反流。婴儿的胃只有他的拳头大小。如果你给婴儿喂过多的母乳或奶粉，胃过度扩张，就会造成食管下端括约肌打开，多余的奶液就会从胃里呕出来。这不需要担心，因为这是婴儿把他不需要的多余的奶粉或母乳排走的方式而已。

　　对于大点的孩子，胃食管反流也会发生在饱餐后或高脂肪饮食后。薄荷、咖啡因或某些药物，包括一些用于治疗哮喘的药物可以造成食管下端括约肌在错误的时间松弛。一些医生认为用番茄作为原材料做出的食品也会有同样的作用。

　　如果你能确定引起孩子胃食管反流的食物，规避这种食物1～2周，然后再次尝试。如果又出现症状，最好就不要吃这种食物了。有持续胃食管反流的孩子需要就医。孩子的儿科医生会给予孩子抑制胃酸的药物或减少食管括约肌收缩的药物。

　　有时，医生会建议孩子在晚饭后端坐1～2小时再上床睡觉，而不是在晚饭后躺在沙发或地板上。

腹痛

孩子以各种理由抱怨肚子痛，大多是为了拖延上床的时间，或者他们以此来逃避上学，或者也许是因为"眼大肚子小"而晚饭吃得过多。孩子反复腹痛（常简称为胃痛）很常见，但幸运的是通常都不严重。有些腹痛找不到生理上的原因，这些腹痛被称为功能性或非特异性腹痛，可能和心理压力有关。有时，消化道痉挛会引起疼痛。哭闹会使孩子吞咽下气体，这会造成腹部不适。我们有必要牢记，疼痛是真实存在的，即便找不到明确的原因。

其他会造成腹痛的原因如下：

✓ 便秘，在小婴儿不常见，但在较大儿童较常见。

✓ 泌尿道感染会引起腹部和膀胱部位的不适，相对于未满 1 岁的孩子，它更常发生于 1 ~ 5 岁的女孩。

✓ 链球菌性咽炎是由细菌（链球菌）感染引起的，表现为咽痛、发热和腹痛。

✓ 阑尾炎在小于 5 岁的儿童不常见；它表现为转移性右下腹痛，也就是疼痛首先发生在脐周，然后转移到右下腹。

✓ 牛奶过敏，对牛奶蛋白的一种过敏反应，会引起腹部绞痛。

✓ 情绪不安会造成反复的腹痛，在学龄儿童中尤其多见，并且找不到其他引起腹痛的原因。

突然地或持续存在的腹痛必须引起重视，尤其是合并有其他不适的时候，比如出现腹泻、呕吐、发热（体温 38℃或更高）、咽痛或头痛。即便没有发现引起腹痛的生理原因，孩子的痛苦也是真实存在的，应该得到恰当的关注。需要立刻看儿科医生的情况：小于 1 岁的孩子，出现腹痛的征象（例如，把腿蹬向腹部，出现不正常的哭闹）；4 岁或 4 岁以下的孩子，反复出现腹痛或腹痛把孩子疼醒或不能入睡。

常见问题
与解答／

问：我们知道食物可以影响睡眠。那我们应该怎样在孩子的食物中找寻呢？

答：食物通过几个方面来影响睡眠。某些食物可以助眠；有些食物可以让人清醒；而对食物的过敏会引发一些表现，从而影响睡眠。孩子会因为饥饿而哭醒或因为过饱而难以入睡。

助眠的食物包括碳水化合物，比如谷物、全麦面包和面条、豆类（干的豌豆和豆子）。助眠的食物成分还有 B 族维生素，它存在于碳水化合物、坚果、种子、家禽、肉、海鲜和乳制品中。助眠的还有钙，它存在于许多不同的食物中，在奶和奶制品中含量尤其丰富。含钙高的食物还包括花椰菜、豆腐和罐头鱼。L - 色氨酸（在肉、家禽、奶、蛋、全麦面包、谷物、面条、大豆、花生和其他食物中均含有的基础营养成分）也有助于睡眠。目前还不清楚多少钙会对睡眠有影响，极有可能比我们消耗的要多。L - 色氨酸是比较清楚的，进食半只火鸡或喝约 10L 的奶就可以获取足够影响睡眠的 L - 色氨酸。

咖啡因可以刺激神经系统来使我们保持清醒。咖啡因在咖啡、茶、可乐和许多其他饮品中均存在。大多数人都知道咖啡和茶可影响睡眠，但是很少人意识到去咖啡因的饮品中还是会含有咖啡因。孩子们不会常喝热咖啡和茶，但是许多冰茶，尤其是那些添加甜味剂和果味剂的冰茶，里面会含有咖啡因。

胃排空高脂肪含量的食物时间较长，会导致胃酸返流至食管，会感觉不舒服，会因为消化不良而影响睡眠。酒精最初会使人困倦，但之后会使人在夜间清醒。当然，孩子和青少年不应该饮酒。

第16章

发育障碍、注意力缺陷多动障碍与睡眠问题

在有发育问题的孩子中，睡眠中断和睡眠障碍是特别常见的。如果家长能够更清楚地了解其中的原因和应对策略，这些睡眠问题就会大大减少。

尽管父母非常关注并且经常会和医生探讨孩子的睡眠问题，但在有发育问题的孩子中，睡眠中断和睡眠障碍仍然是特别常见的。如果家长能够更清楚地了解其中的原因和应对策略，这些睡眠问题就会大大减少。

智力障碍与相关疾患

智力障碍（以前指精神发育迟滞）是指孩子的智商和应对环境的能力显著低于平均水平，并影响他学习和发展新的技能。智力障碍程度越重，其行为表现就越幼稚。

对有严重智力障碍的儿童来说，睡眠问题是一个主要的问题，其发生率高于50%。患有其他疾病如癫痫（反复持续发生的抽搐）和生理缺陷如脑瘫的孩子也容易出现睡眠问题。无论是什么原因导致的孩子睡眠问题，良好的睡眠习惯通常会有帮助。

其他障碍和综合征

睡眠问题在患遗传性疾病如 Prader-Willi 综合征（表现为肌张力减退、性激素水平低和经常感觉饿）和 Angelman 综合征（表现为步态不稳、不典型的笑声、癫痫和特殊的面部特征）的孩子中都很常见。患有注意力缺陷多动障碍和孤独症谱系障碍的孩子也常出现睡眠困扰。

注意力缺陷多动障碍

尽管每个孩子偶尔看上去都会有注意力不集中和多动表现，但注意力缺陷多动障碍这个术语主要是指孩子持续注意力不能集中有一段时间或在需要安静下来的场合不能静坐不动。患儿常容易分心，做事容易冲动，并可能会有睡眠困难。

每 20 个儿童或青少年中就有 1 ~ 2 个患注意力缺陷多动障碍。特别是幼儿阶段，家长们常担心孩子活动过多而患有注意力缺陷多动障碍。然而，如果您将孩子和与她同龄的孩子进行比较，就会发现他的行为在同龄儿中是正常的。这个年龄段的许多孩子注意力维持时间并不长，很容易被分心，而随着他们逐渐长大进入学龄前阶段，他们的注意力维持时间就会显著提高，冲动的控制能力也会明显改善。尽管注意力缺陷多动障碍症状可以持续终身，但通常最早在儿童期就会被诊断出。常常因为孩子存在学业方面的困难而引起父母的关注。

此外，患注意力缺陷多动障碍的孩子可能会有睡眠相关症状，例如睡眠不安、醒来时容易感觉疲倦、噩梦等。这些睡眠问题可直接加重孩子白天的注意力缺陷多动障碍症状并影响他的生活质量。很多研究显示，25% ~ 50% 的患注意力缺陷多动障碍的儿童和青少年有入睡困难和睡眠障碍。这些孩子常常在睡前感到烦躁和不安，如果他们这时被要求去上床睡觉，常常会因此而更容易引发冲突。

一些处方药可用于治疗注意力缺陷多动障碍患儿。这些药物可以帮助患儿提高他们的注意力并改善他们的行为。但具有讽刺意味的是，这些药物的副作用可能包括失眠。儿科医生会调整药物的剂量以确保孩子能够得到适当的休息。

澳大利亚的一项研究发现，睡眠问题在注意力缺陷多动障碍患儿中很普遍，并且与患儿在某些方面的预后不良相关。在此项研究中，中到重度的睡眠问题与患儿心理社会生活质量不佳、日常身体机能低下及照顾者的心理健康和家庭功能水平低下有关。与没有睡眠问题的注意力缺陷多动障碍患儿相比，有睡眠问题的患儿更容易缺课或上课迟到，其照顾者也容易出现误工现象。

关于是否需要使用药物来帮助注意力缺陷多动障碍患儿改善睡眠问题尚存在争议。最常被推荐用于辅助注意力缺陷多动障碍患儿改善睡眠的药物是褪黑素，一般建议睡前 1 ~ 2 小时服用 1 ~ 3 毫克。尽管褪黑素在注意力缺陷多动障碍患儿睡眠问题上有作用，但仍然没有确凿的证据支持褪黑素有改善注意力缺陷多动障碍患儿核心症状的效果。尽管褪黑素是非处方药，但在使用前还是要咨询儿科医生。

同样的建议也适用于其他一些可改善部分患儿睡眠问题的制剂，如抗氧化剂或草药等。您可能看到过市场上关于这些产品的广告，宣传用于治疗注意力缺陷多动障碍。这些产品通常包括碧萝芷（一种从松树皮中萃取的物质）、银杏叶提取物（更多地用于改善记忆和循环问题），以及缬草、香蜂叶、卡瓦、蛇麻子、西番莲等。但要注意这些都未被证实对治疗注意力缺陷多动障碍有效。另外，由于美国食品和药物管理局（FDA）对此未进行统一管理，因此不同品牌间的疗效和纯度会有差异。最后，其中的一些产品单独使用或与其他药物同时使用时会有副作用。因此，在你准备使用这些药物之前一定要告知自己的儿科医生，这一点很重要。

注意力缺陷多动障碍患儿睡眠问题应对策略

每个注意力缺陷多动障碍患儿的表现是不同的。有些孩子白天总是"停不下来"，而到晚上便会打蔫容易入睡。而有些孩子白天活跃，而到了下午或晚上由于治疗药物（兴奋剂）的药效减弱，他们就会变得越来越活跃，因此可能很难安静下来入睡。

下面是一些可以帮到你和你的孩子的小贴士。

✓ 培养睡眠仪式或常规，可以帮助孩子安静下来。

✓ 注意睡觉的环境，消除干扰孩子入睡的背景噪声和光线。

✓ 确保床为睡觉专用区域。

✓ 建立固定的唤醒时间。

✓ 用表格记录孩子的进步并对他夜晚能安静入睡给予表扬；如果夜间成功入睡就在表格中贴上小星星，并在一周结束时给予奖励。

✓ 晚上临睡前，避免玩玩具、游戏、电子游戏、看电视等令孩子兴奋的事情。

✓ 任何用于改善睡眠的药物必须在医生的指导下使用。一部分患儿仍需睡前服用小剂量的兴奋剂来改善睡眠问题。

孤独症谱系障碍

近年来，诊断为孤独症谱系障碍的儿童数量显著增加，目前在美国每88个儿童中就有1人诊断为孤独症谱系障碍。这些儿童在日常交流及社会交往方面存在困难，并且伴有兴趣狭隘、重复刻板行为等特点。他们的语言发展受限，忽视他人。

通常，孤独症谱系障碍的诊断和治疗越早，效果也就会越好。因此，父母必须早期关注到孩子可能出现的一些异常信号，如语言缺乏或没有语言、重复性的肢体动作、眼神交流回避、对他人无反应等。

研究显示孤独症谱系障碍儿童中 40% ~ 80% 存在睡眠问题。如果你的孩子患有孤独症谱系障碍，要设法改善他的睡觉环境和入睡行为，避免加重孤独症谱系障碍的其他行为。例如睡前限制或避免看电视或玩电子游戏；也要避免喝含咖啡因的饮料；保持其房间温暖舒适，既不要太热、太冷，也不要太吵或太亮。

患孤独症谱系障碍的儿童更容易出现一些睡眠障碍，包括阻塞性睡眠呼吸暂停、不安腿综合征、睡眠时相延迟综合征。有时候，需要通过多导睡眠图（夜间睡眠记录方法）来诊断是哪种睡眠障碍，特别是担心孩子同时存在多种睡眠障碍时。

孤独症谱系障碍与睡眠

美国加州大学的研究者戴维斯发现，患孤独症谱系障碍的儿童相比其他发育正常的儿童夜醒更频繁。这项研究共包括 529 名平均年龄在 3.6 岁的男童和女童。相比来讲，53% 的孤独症谱系障碍儿童至少存在一种常见的睡眠问题，而在正常发育儿童中其发生率为 32%。

药物治疗睡眠障碍

一些药物可以用于治疗孤独症谱系障碍儿童的睡眠问题。褪黑素可用于部分孤独症谱系障碍儿童。苯海拉明（一种抗组胺药）由于有镇静的作用，因此也常作为非处方药物来应用。虽然此药本身安全有效，但尚未作为睡眠用药进行系统研究。其副作用有激动、口干、用药次日困倦。

医生可能会推荐以下一种或其他用于改善睡眠的药物，包括米氮平（Remoron）、曲唑酮（Desyrel）和羟嗪（Anx，Atarax）。

药物本身也可能会干扰睡眠。例如，用于改善注意力缺陷多动障碍注意力和行为控制的药物，其本身有时候会有失眠等副作用。有些镇静药和控制惊厥的药物可能会让孩子白天嗜睡继而干扰孩子的正常夜间睡眠。儿科医生会根据孩子的情况调整用药剂量以确保孩子得到适当的休息。

要知道，即使您已经使用药物来改善孩子的睡眠问题，但是单纯使用药物通常不能解决睡眠问题。因此，就像本书中提到的，同时利用行为干预方式来帮助孩子形成好的睡眠习惯非常重要。

褪黑素

褪黑素是大脑松果体分泌的一种天然激素，可以作为补充制剂用于帮助孩子入睡。褪黑素可以帮助调节身体的睡眠/觉醒周期。正常情况下，人在夜间入睡在白天觉醒，是靠褪黑素释放的一种信号使机体能够安静下来进入睡眠。有时，医生会推荐有发育障碍的孩子使用褪黑素。这些患儿由于不能建立正常的昼夜节律而出现很严重的睡眠问题。实际上，有些研究显示，孤独症谱系障碍患儿自身分泌的褪黑素水平较低。褪黑素必须要在医生的监管和指导下使用，确保药物可以帮助孩子改善睡眠。医生可能会解释服用褪黑素后可能出现的一些副作用，例如梦魇和夜醒等。如果只是短时间使用褪黑素通常是安全的。特别是对于有入睡困难的患儿和需要帮助延长睡眠时间（并不是让孩子一直睡）的儿童是最为有效的。当然，如果夜间睡眠得到改善，这些患儿白天的行为也会得到更好的控制，这样有助于缓解家庭压力。

新的征程

　　一般来说，你的孩子会因为睡眠常规而安定下来。和大多数家长一样，你可以通过反复试验来建立一套属于自己的方法。它是在儿科医生建议的基础上，把一些方法结合到一起而得出的。最重要的是，要相信自己的直觉。你知道什么可以让孩子感到舒服。

　　当你在前进的路上，记住这些最重要的原则。

　　✓ 弄明白孩子在不同年龄阶段什么是"正常的"和"典型的"。

　　✓ 所有的父母都希望他们的孩子高兴。然而，有时为了孩子短期的快乐，可能最终会造成长期问题。

　　✓ 想想 6 个月后你想让你的生活变成什么样子。

　　✓ 记住谁是老大。换句话说，你比你想象的更强大。

　　我们希望通过阅读这本书，你能掌握这些方法，帮助你和你的孩子晚上睡个好觉，早上精力充沛，你随时准备工作，孩子开开心心玩耍。